뇌·신경 구조 교과서

· CG 디자인 | 3D인체동화제작센터 사토 신이치 http://3d-humanbody.com
· 일러스트 | KIP 공방
· 디자인 | 주식회사 시키 디자인사무소
· 편집협력 | 주식회사 한후샤

뇌·신경 구조 교과서

THE HUMAN BRAIN SYSTEM BOOK

아픈 부위를 해부학적으로 알고 싶을 때
찾아보는 뇌·신경 의학 도감

노가미 하루오 지음

이문영 감수 | 장은정 옮김

보누스

이 책은 뇌와 신경 관련 정보를 일러스트 중심으로 해설한 의학 교양서다. 의학 및 의료 관련직에 종사하는 것을 목표로 공부하는 학생과 해부학 지식이 필요한 일반인을 염두에 두고 집필했다. 원래는 간결하게 쓰려고 했지만 내용을 알기 쉽게 줄이는 것만으로는 실제로 큰 도움을 줄 수 없겠다는 생각이 들었다.

간호사, 영양사, 마사지사, 물리치료사, 작업치료사 등 다양한 분야의 해부학과 해부생리학 교과서에 나와 있는 신경계통 내용을 보니 뇌와 신경에 관련된 기본적인 사항 이외에도 분야에 따라 특정 항목을 매우 상세히 기술하고 있었다.

예를 들어 접골사를 위한 해부학에는 말초신경 부분이 특히 자세하게 나와 있고, 근육의 종류와 그것을 주관하는 신경을 모두 알 수 있도록 정리되어 있다. 이는 접골사라는 직업 특성상 당연한 것이다. 일을 하면서 가장 많이 다루는 말초신경을 더 자세히 공부해야 하기 때문이다.

물리치료사를 위한 운동학 교과서에서 인상적인 부분은, 소뇌의 신경해부에 관한 항목에 맨눈으로 볼 수 있는 소뇌의 해부학적인 구조는 물론이고 소뇌 속 섬유결합 그림이 실려 있다는 점이다. 다른 분야의 교과서에서는 쉽게 볼 수 없는 전문적인 내용이다. 실제로 소뇌는 운동 조절에 가장 중요한 부분으로, 소뇌 장애는 자세 억제나 세밀한 운동에 큰 영향을 준다. 물리치료사 업무를 하려면 이러한 지식이 꼭 필요하다.

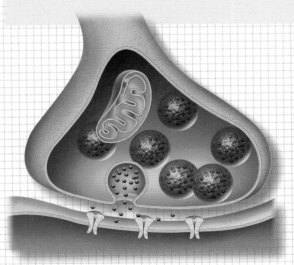

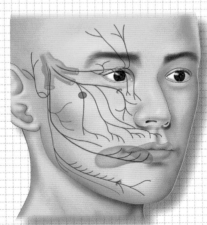

많은 사람들에게 도움이 되는 방향으로 쓰다 보니 이처럼 전문적인 사항도 수록하게 되었다. 물론 어느 분야에서나 필요한 기본 지식에는 자세한 해설을 붙였다. 일단 이 부분에 주목해 기초를 확실히 다지기 바란다. 그다음에는 자신의 필요에 맞춰 관련 항목을 학습하면 된다.

　신경계통의 이해는 운동질환이나 정신질환뿐 아니라 내장기관과 감각기관 장애의 원인을 아는 데도 필요하다. 이 책이 폭넓은 분야의 기초인 뇌와 신경의 구조를 이해하는 데 도움이 되기를 바란다.

노가미 하루오

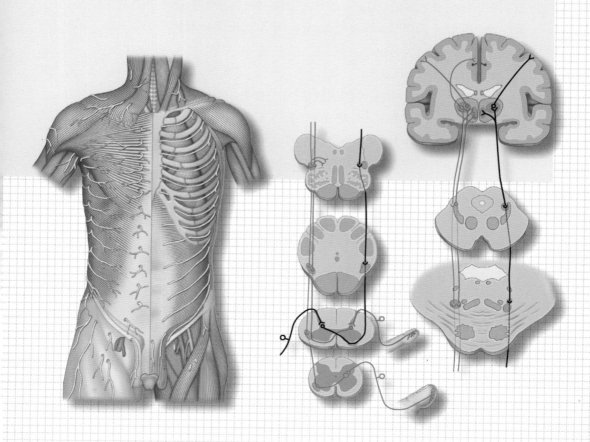

이 책의 특징과 대상

이 책은 해부학 중에서 '뇌와 신경'에 관한 항목을 해설한 책이다. 이 책의 특징은 1~2 쪽 단위로 테마를 정하고, 그와 관련된 일러스트와 CG를 많이 넣어 시각적으로 쉽게 학습할 수 있다는 점이다.

대상은 의사, 약사, 간호사, 침구사, 접골사, 물리치료사, 작업치료사, 의공기사, 응급 구조사, 영양사 등을 꿈꾸는 학생들과 현장 종사자 또는 뇌와 신경에 관한 해부학적 지 식이 필요한 사람이다.

이 책의 제1장은 뇌와 신경의 기초 지식이다. 뇌와 신경 어느 부위를 학습하든 반드 시 필요한 기본 항목을 해설했다. 제2장부터 제4장까지는 척수와 대뇌의 구조를 부위 별로 해설하고, 제5장에서는 이러한 영역에 분포하는 신경정보의 흐름(전도로)을 종류 별로 정리했다. 말초신경계통은 제6장부터 제8장에서 다루었다. 골격 위에 신경의 주 행을 나타내 말초신경분기의 전체 모습을 이해할 수 있게 구성했다.

각 부위 명칭과 영단어

용어는 〈대한의사협회 의학용어집〉(5.1판)을 참고했다. 각 기관이나 부위에 명칭을 적 고, 중요한 부분은 영문명을 붙여 쉽게 공부할 수 있도록 했다. 또한 해당 쪽의 주제에 관한 중요 항목에는 자세한 해설을 붙였다. 여러 쪽에 나오는 중요한 구조에는 그때마 다 설명을 덧붙였다. 그림이 설명하는 주제가 아니더라도 중요한 구조는 명칭과 해설 을 실었다.

읽을 때 주의할 점

그림은 모식도보다 실제 표본의 스케치를 바탕으로 한 일러스트를 많이 사용했다. 그 림에는 어떤 시점에서 본 것인지를 표기해 그림이 몸의 어느 부분을 나타내는지 쉽게 이해하면서 학습할 수 있도록 구성했다.

한 구조에 명칭 두 개를 쓴 것도 있다. 두 명칭 모두 중요할 때는 둘 다 표기했다. 한 구조에 여러 영어 단어를 사용할 때는 더 일반적으로 쓰이는 단어를 선택했다. 단수와 복수는 따로 구별하지 않았다. 이러한 점을 참고해 뇌와 신경을 학습하기 바란다.

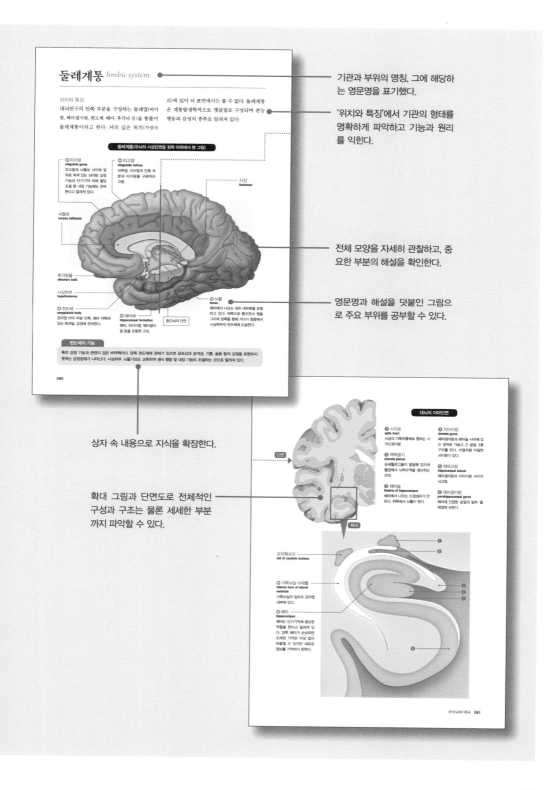

기관과 부위의 명칭, 그에 해당하는 영문명을 표기했다.

'위치와 특징'에서 기관의 형태를 명확하게 파악하고 기능과 원리를 익힌다.

전체 모양을 자세히 관찰하고, 중요한 부분의 해설을 확인한다.

영문명과 해설을 덧붙인 그림으로 주요 부위를 공부할 수 있다.

상자 속 내용으로 지식을 확장한다.

확대 그림과 단면도로 전체적인 구성과 구조는 물론 세세한 부분까지 파악할 수 있다.

제 5 장　신경 전도로

제 6 장　말초신경계통 – 뇌신경

제 7 장 말초신경계통 – 척수신경

제8장 말초신경계통 – 자율신경

부록

제 1 장

뇌와 신경의 기초 지식

Basic knowledge of brain and nerve

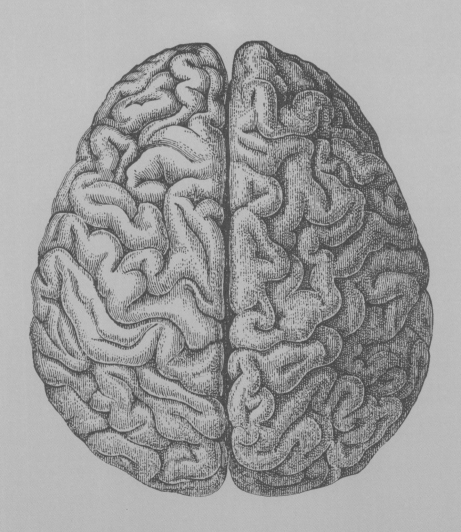

중추신경계통의 발생

중추신경계통의 발생

뇌와 척수는 발생 4주 무렵에 형성되는 신경관에서 만들어진다. 형성 초기의 신경관은 단순한 관 모양 구조를 띠며, 분화가 진행되면서 뇌와 척수가 형성된다.

뇌의 발생

신경관은 발생하면서 세 군데의 돌출부를 형성한다.(그림 ❶ 참조) 이 돌출부를 머리쪽부터 차례대로 앞뇌, 중간뇌, 마름뇌라고 한다. 앞뇌는 대뇌(끝뇌)와 사이뇌(간뇌)로, 중간뇌(mesencephalon)는 중간뇌(midbrain)로, 마름뇌는 뒤뇌(후뇌)와 숨뇌(연수)로 분화한다.(그림 ❷ 참조)

신경관의 속공간은 뇌실의 뿌리 기관이다.(그림 ❸ 참조) 앞뇌의 신경관 속공간은 좌우 가쪽뇌실과 셋째뇌실로, 중간뇌의 신경관 속공간은 발달하지 못하고 중간뇌수도관으로, 마름뇌의 신경관 속공간은 넷째뇌실로 발달한다. 신경관의 꼬리 부분은 척수가 되며, 이 부분의 신경관 속공간은 중심관이 된다.

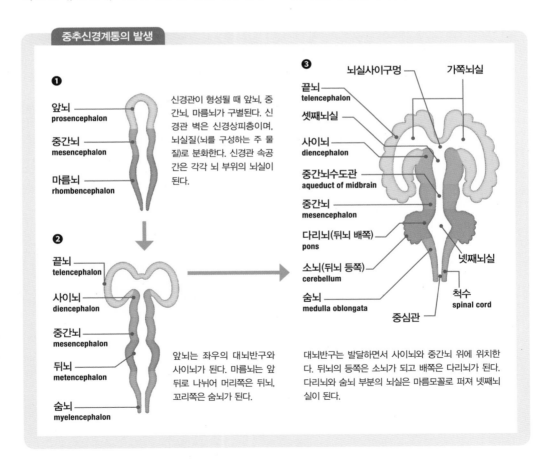

중추신경계통의 발생

❶
앞뇌
prosencephalon

중간뇌
mesencephalon

마름뇌
rhombencephalon

신경관이 형성될 때 앞뇌, 중간뇌, 마름뇌가 구별된다. 신경관 벽은 신경상피층이며, 뇌실질(뇌를 구성하는 주 물질)로 분화한다. 신경관 속공간은 각각 뇌 부위의 뇌실이 된다.

❷
끝뇌
telencephalon

사이뇌
diencephalon

중간뇌
mesencephalon

뒤뇌
metencephalon

숨뇌
myelencephalon

앞뇌는 좌우의 대뇌반구와 사이뇌가 된다. 마름뇌는 앞뒤로 나뉘어 머리쪽은 뒤뇌, 꼬리쪽은 숨뇌가 된다.

❸
끝뇌
telencephalon

셋째뇌실

사이뇌
diencephalon

중간뇌수도관
aqueduct of midbrain

중간뇌
mesencephalon

다리뇌(뒤뇌 배쪽)
pons

소뇌(뒤뇌 등쪽)
cerebellum

숨뇌
medulla oblongata

뇌실사이구멍

가쪽뇌실

넷째뇌실

척수
spinal cord

중심관

대뇌반구는 발달하면서 사이뇌와 중간뇌 위에 위치한다. 뒤뇌의 등쪽은 소뇌가 되고 배쪽은 다리뇌가 된다. 다리뇌와 숨뇌 부분의 뇌실은 마름모꼴로 퍼져 넷째뇌실이 된다.

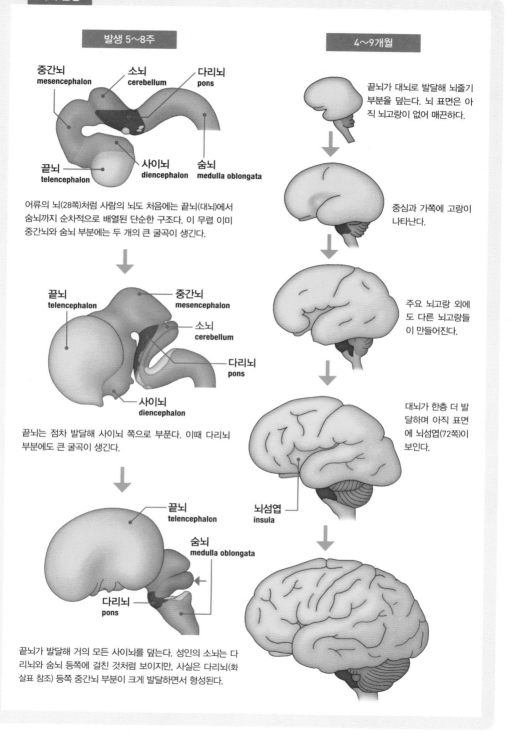

발생 5~8주

중간뇌
mesencephalon

소뇌
cerebellum

다리뇌
pons

끝뇌
telencephalon

사이뇌
diencephalon

숨뇌
medulla oblongata

어류의 뇌(28쪽)처럼 사람의 뇌도 처음에는 끝뇌(대뇌)에서
숨뇌까지 순차적으로 배열된 단순한 구조. 이 무렵 이미
중간뇌와 숨뇌 부분에는 두 개의 큰 굴곡이 생긴다.

끝뇌
telencephalon

중간뇌
mesencephalon

소뇌
cerebellum

다리뇌
pons

사이뇌
diencephalon

끝뇌는 점차 발달해 사이뇌 쪽으로 부푼다. 이때 다리뇌
부분에도 큰 굴곡이 생긴다.

끝뇌
telencephalon

숨뇌
medulla oblongata

다리뇌
pons

끝뇌가 발달해 거의 모든 사이뇌를 덮는다. 성인의 소뇌는 다
리뇌와 숨뇌 등쪽에 걸친 것처럼 보이지만, 사실은 다리뇌(화
살표 참조) 등쪽 중간뇌 부분이 크게 발달하면서 형성된다.

4~9개월

끝뇌가 대뇌로 발달해 뇌줄기
부분을 덮는다. 뇌 표면은 아
직 뇌고랑이 없어 매끈하다.

중심과 가쪽에 고랑이
나타난다.

주요 뇌고랑 외에
도 다른 뇌고랑들
이 만들어진다.

대뇌가 한층 더 발
달하며 아직 표면
에 뇌섬엽(72쪽)이
보인다.

뇌섬엽
insula

신경계통의 구성

신경계통은 크게 중추신경계통과 말초신경계통으로 나뉜다.(아래 표 참조)

중추신경계통은 머리뼈 속에 있는 뇌와 척주관 속에 있는 척수로 구성된다. 중추신경계통은 몸의 각 부분에서 오는 감각정보를 수용하고 처리하며, 그 결과를 바탕으로 온몸의 근육과 분비샘에 명령을 내린다.

말초신경계통은 중추신경계통과 몸의 각 부분을 연결하는 신경계통이다. 말초신경계통의 종류에는 중추신경계통의 명령을 몸의 각 근육으로 보내는 운동신경, 온몸의 피부와 감각기관에서 나온 정보를 중추신경계통으로 보내는 감각신경, 내장 기능을 관장하는 자율신경이 있다.

중추신경계통

> **뇌**
> 대뇌(끝뇌), 사이뇌, 중간뇌, 다리뇌, 숨뇌, 소뇌로 나뉜다. 사람은 다른 동물에 비해 대뇌가 크게 발달한다. 대뇌는 기억과 창조성, 언어 등 사람 특유의 고차원적 기능을 관장한다. 한편 중간뇌, 다리뇌, 숨뇌는 뇌줄기라 불리며 다양한 기능이 있는데, 특히 생명 유지와 관련된 중요한 기능을 담당한다.

> **척수**
> 인체의 중심선인 몸통과 팔다리의 감각 정보가 올라가고 운동 명령이 내려가는 통로다. 척수반사(37쪽)와 같이 비교적 단순한 정보도 처리한다.

말초신경계통 (기능적 분류)

> **몸신경계통**
> 몸의 감각을 느끼고 뼈대근육을 움직인다. 몸신경에서 가장 고차원의 중추는 대뇌 겉질이다. 동물성신경이라고도 한다.

>> **감각신경(들신경)**
>> 통각, 온도감각, 촉각 등의 피부감각과 근육, 관절 등의 감각(고유감각)을 나른다.

>> **운동신경(날신경)**
>> 척수앞뿔이나 뇌줄기의 운동성 뇌신경핵에서 나오는 신경으로, 뼈대근육을 움직인다.

> **자율신경계통**
> 항상성(체내 환경이 일정하게 유지되는 것)을 위해 작용하는 신경계통으로 의식과 상관없이 작동한다. 식물성신경이라고도 한다.

>> **교감신경**
>> 정신적으로 흥분했을 때나 운동할 때 나타난다. 에너지 소비형 신체반응을 만들어낸다.

>> **부교감신경**
>> 대부분 교감신경과 대항작용한다. 에너지 보존형 신체반응을 만들어낸다.

뇌와 뇌줄기의 표현

뇌를 구분하는 방식에는 몇 가지가 있다. 발생학적으로 보면 숨뇌, 다리뇌와 소뇌, 중간뇌, 사이뇌, 끝뇌로 구별할 수 있다. 대뇌는 신경해부학 용어로 중간뇌, 사이뇌, 끝뇌를 합한 구조를 가리키지만 일반적으로는 끝뇌를 지칭한다. 뇌줄기 또한 사이뇌, 중간뇌, 다리뇌, 숨뇌를 포함하는 경우와 사이뇌를 제외하고 중간뇌, 다리뇌, 숨뇌만을 포함하는 좁은 의미의 뇌줄기로 정의하는 경우가 있다. 이 책에서는 대뇌와 뇌줄기 모두 후자로 설명했다.

말초신경계통

중추신경계통

○ 뇌신경
cranial nerves
뇌에서 나온 신경. 머리·목 부분
의 감각과 근육을 관장한다. 좌우
대칭으로 12쌍이 있으며 각각 번
호와 고유 명칭이 있다. 3번, 7번,
9번, 10번 뇌신경은 부교감신경섬
유도 포함하고 있다.

○ 척수신경
spinal nerves
척수신경은 좌우 대칭으로
31쌍이 있다. 몸통과 팔다
리에 분포한다.

○ 목신경
cervical nerves
목과 팔의 근육 및 감각을
관장한다. 앞가지는 목신경
얼기와 팔신경얼기를 형성
한다. 자율신경섬유는 목신
경에 포함되지 않는다.

○ 가슴신경
thoracic nerves
가슴 부분의 피부 및 갈빗대 힘살 운
동 등을 관장한다. 신경얼기를 만들
지 않는다. 교감신경을 포함한다.

○ 허리신경
lumbar nerves
배벽, 바깥음부, 넙다리 앞면 감각과
근육을 관장한다. 허리신경얼기를 형
성한다. 1·2번 허리신경은 교감신경
섬유를 포함한다.

○ 엉치신경
sacral nerves
엉덩이, 넙다리 뒤면, 종아리, 발의 피
부감각과 근육을 관장한다. 엉치신경
얼기를 형성한다. 2~4번 엉치신경은
부교감신경을 포함한다.

○ 꼬리뼈신경
coccygeal nerve
꼬리뼈 주위 근육과 피부감각을 관장한다.

○ 뇌
brain
머리뼈안을 채우고 있는 기관으로 무
게는 남성이 약 1,300~1,350g, 여성
이 약 1,200~1,250g이다. 큰구멍의
아래모서리에서 척수로 이어진다.

○ 척수
spinal cord
척주관 속에 있는 끈 모
양의 기관으로 길이는 약
45cm다. 뇌로 올라가는
신경섬유와 반대로 내려
가는 신경섬유 및 이를
중계하는 신경세포를 포
함한다.

신경조직 *nerve tissue*

신경조직을 구성하는 세포에는 신경세포와 신경세포의 작용을 돕는 신경아교세포(20쪽)가 있다.

신경세포의 기본 요소
신경세포는 긴 축삭과 많은 가지돌기를 가지고 있다.(19쪽 위 그림 참조)

(1) 세포체(soma)
핵과 그 주위의 세포질을 포함한다. 세포질에는 미토콘드리아, 니슬소체(신경세포의 조면소포체) 등의 소기관이 포함된다.

(2) 가지돌기(dendrite)
세포체에서 나오는 세포질돌기로, 세포의 종류에 따라 밀집도가 다르다. 가지돌기 표면에는 더 뾰족하고 짧은 돌기와 혹처럼 튀어나온 부분이 보인다. 이러한 구조로 신경세포의 표면적을 넓혀 더 많은 시냅스를 형성할 수 있다.

(3) 축삭(axon)
신경세포에서 뻗어 나온 하나 이상의 긴 돌기로, 세포체에서 받아들인 신경정보를 끝부분으로 전달한다. 축삭 내부에는 신경세포 특유의 세포 골격이 발달해 독특한 구조를 유지한다.

신경세포의 분류
신경세포는 기능에 따라 형태가 다른데, 크게 네 가지로 분류할 수 있다.(19쪽 아래 그림 참조)

(1) 홑극신경세포(unipolar cell)
세포체에서 축삭 하나가 뻗어 나온다. 원시적인 동물에서 볼 수 있다. 사람의 경우 발생기에 잠시 존재하지만 성인에게는 없다.

(2) 거짓홑극신경세포(pseudounipolar cell)
세포체에서 나온 축삭 하나가 두 개로 갈라진다. 척수신경과 일부 뇌신경의 감각세포가 이 형태를 띤다.

(3) 두극신경세포(bipolar cell)
축삭 두 개를 뻗는다. 한쪽은 가지돌기, 다른 쪽은 축삭에 해당한다. 망막과 속귀의 평형기관, 청각기관에 나타난다.

(4) 다극신경세포(multipolar cell)
하나의 축삭과 많은 가지돌기를 가지고 있다. 대부분의 신경세포가 여기에 속한다.

말이집신경섬유와 민말이집신경섬유
우리 몸에 있는 대부분의 신경섬유는 말이집(수초)을 가지고 있는데 이를 말이집신경섬유(myelinated fiber)라 부른다. 말이집이 형성되지 않는 신경섬유는 민말이집신경섬유(unmyelinated fiber)라 부르며, 자율신경계의 신경절이후섬유와 일부 통각을 전달하는 섬유 등이 이 형태를 띤다. 말이집신경섬유는 민말이집신경섬유보다 전도 속도가 빠르다.

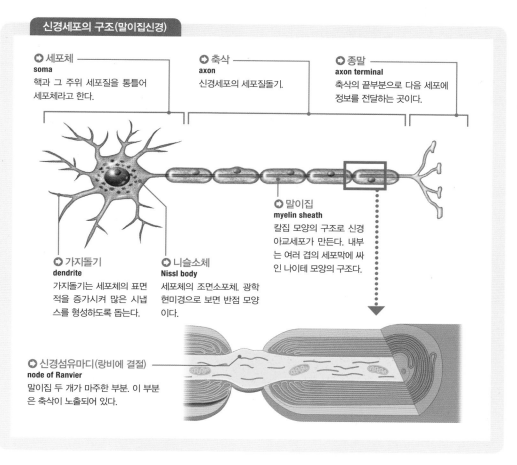

◑ 세포체
soma
핵과 그 주위 세포질을 통틀어
세포체라고 한다.

◑ 축삭
axon
신경세포의 세포질돌기.

◑ 종말
axon terminal
축삭의 끝부분으로 다음 세포에
정보를 전달하는 곳이다.

◑ 말이집
myelin sheath
칼집 모양의 구조로 신경
아교세포가 만든다. 내부
는 여러 겹의 세포막에 싸
인 나이테 모양의 구조다.

◑ 가지돌기
dendrite
가지돌기는 세포체의 표면
적을 증가시켜 많은 시냅
스를 형성하도록 돕는다.

◑ 니슬소체
Nissl body
세포체의 조면소포체. 광학
현미경으로 보면 반점 모양
이다.

◑ 신경섬유마디(랑비에 결절)
node of Ranvier
말이집 두 개가 마주한 부분. 이 부분
은 축삭이 노출되어 있다.

신경세포의 분류

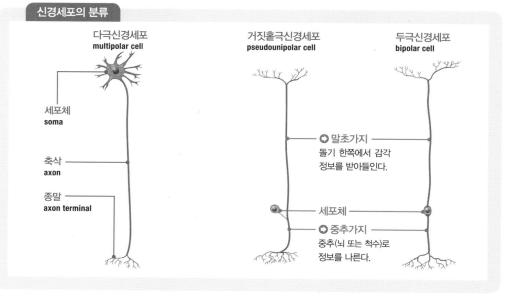

다극신경세포
multipolar cell

세포체
soma

축삭
axon

종말
axon terminal

거짓홀극신경세포
pseudounipolar cell

두극신경세포
bipolar cell

◑ 말초가지
돌기 한쪽에서 감각
정보를 받아들인다.

세포체

◑ 중추가지
중추(뇌 또는 척수)로
정보를 나른다.

신경아교세포 *supporting cell*

중추신경계통의 신경아교세포

중추신경계통에는 신경세포보다 훨씬 많은 신경아교세포가 있다. 신경아교세포에는 희소돌기아교세포와 별아교세포, 미세아교세포 등이 있다. 이들은 각각 독자적인 기능을 하며 신경세포의 작용을 돕는다.

말초신경계통의 신경아교세포

말초신경계통에 있는 신경아교세포에는 말이집(19쪽)을 형성하는 슈반세포(Schwann cell)가 있다. 그 외에 신경절세포 주위를 둘러싸고 신경세포의 영양과 대사를 돕는 위성세포(외투세포) 등이 있다.

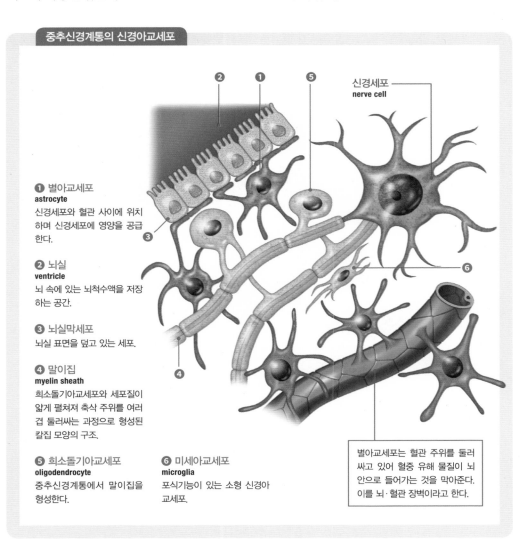

중추신경계통의 신경아교세포

신경세포
nerve cell

❶ 별아교세포
astrocyte
신경세포와 혈관 사이에 위치하며 신경세포에 영양을 공급한다.

❷ 뇌실
ventricle
뇌 속에 있는 뇌척수액을 저장하는 공간.

❸ 뇌실막세포
뇌실 표면을 덮고 있는 세포.

❹ 말이집
myelin sheath
희소돌기아교세포와 세포질이 얇게 펼쳐져 축삭 주위를 여러 겹 둘러싸는 과정으로 형성된 칼집 모양의 구조.

❺ 희소돌기아교세포
oligodendrocyte
중추신경계통에서 말이집을 형성한다.

❻ 미세아교세포
microglia
포식기능이 있는 소형 신경아교세포.

별아교세포는 혈관 주위를 둘러싸고 있어 혈중 유해 물질이 뇌 안으로 들어가는 것을 막아준다. 이를 뇌·혈관 장벽이라고 한다.

시냅스 *synapse*

시냅스란 신경세포의 종말과 가까운 신경세포나 뼈대근육세포 사이에서 정보를 받고 전달하는 장치다. 신경정보가 종말에 도착하면 시냅스소포가 세포막과 합쳐져 신경전달물질을 시냅스틈새로 방출한다. 신경전달물질은 정보를 받아들이는 쪽 세포막에 있는 수용체를 자극해 신경정보를 전달하는 활동전위를 발생시킨다.

신경정보의 전달 원리

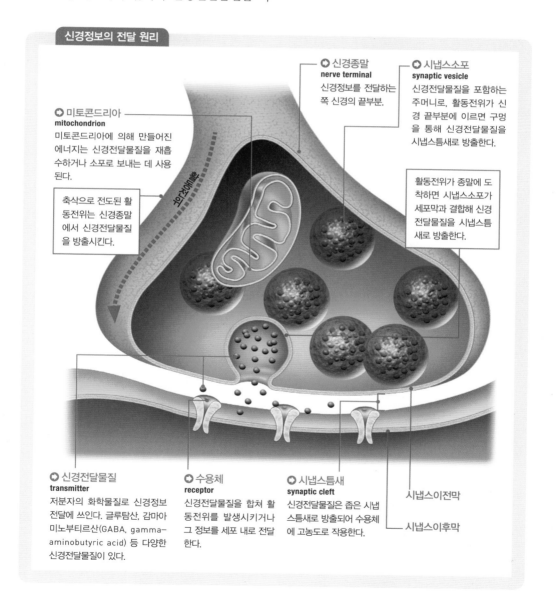

○ 신경종말
nerve terminal
신경정보를 전달하는 쪽 신경의 끝부분.

○ 시냅스소포
synaptic vesicle
신경전달물질을 포함하는 주머니로, 활동전위가 신경 끝부분에 이르면 구멍을 통해 신경전달물질을 시냅스틈새로 방출한다.

○ 미토콘드리아
mitochondrion
미토콘드리아에 의해 만들어진 에너지는 신경전달물질을 재흡수하거나 소포로 보내는 데 사용된다.

축삭으로 전도된 활동전위는 신경종말에서 신경전달물질을 방출시킨다.

활동전위가 종말에 도착하면 시냅스소포가 세포막과 결합해 신경전달물질을 시냅스틈새로 방출한다.

○ 신경전달물질
transmitter
저분자의 화학물질로 신경정보 전달에 쓰인다. 글루탐산, 감마아미노부티르산(GABA, gamma-aminobutyric acid) 등 다양한 신경전달물질이 있다.

○ 수용체
receptor
신경전달물질을 합쳐 활동전위를 발생시키거나 그 정보를 세포 내로 전달한다.

○ 시냅스틈새
synaptic cleft
신경전달물질은 좁은 시냅스틈새로 방출되어 수용체에 고농도로 작용한다.

시냅스이전막

시냅스이후막

뇌의 구성과 구분

뇌와 머리뼈

사람의 뇌는 단단한 머리뼈 속에 들어 있으며 머리뼈 속공간의 대부분을 차지하고 있다. 뇌와 척수 전체는 수막에 싸여 있다. 아래 그림에 있는 붉은 선이 수막 가장 바깥층에 있는 경질막이다.

뇌의 구분

뇌를 머리뼈에서 꺼내 겉으로 봤을 때 보이는 부분은 대부분 대뇌다.(23쪽 위 그림 참조) 대뇌 정중(正中)에 해당하는 대뇌세로틈새를 따라 시상 절개를 하면 뇌의 속을 볼 수 있다.(23쪽 아래 그림 참조) 뇌줄기의 각 부위는 꼬리쪽부터 숨뇌, 다리뇌, 중간뇌 순이다. 부위는 거의 직선으로 배열되며 사이뇌가 그 뒤를 잇는다. 대뇌는 좌우 대뇌반구로 이뤄져 있으며 다른 부분에 비해 매우 발달해 있다. 소뇌는 다리뇌의 등쪽 부분이 발달해 형성된다.

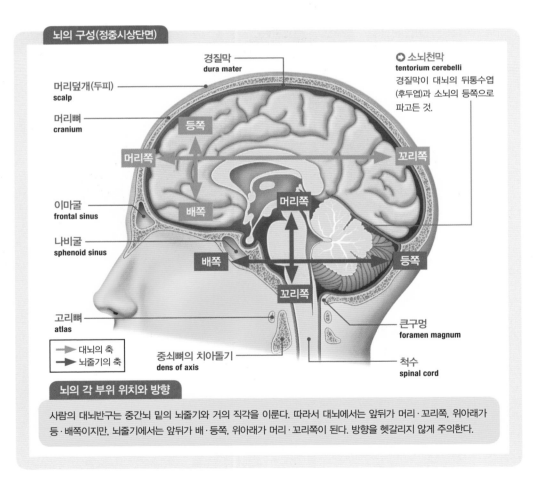

뇌의 구성(정중시상단면)

- 경질막 dura mater
- 머리덮개(두피) scalp
- 머리뼈 cranium
- 이마굴 frontal sinus
- 나비굴 sphenoid sinus
- 고리뼈 atlas
- 대뇌의 축
- 뇌줄기의 축
- 중쇠뼈의 치아돌기 dens of axis

등쪽 / 머리쪽 / 배쪽 / 머리쪽 / 꼬리쪽 / 배쪽 / 등쪽 / 꼬리쪽

- ◐ 소뇌천막 tentorium cerebelli
  경질막이 대뇌의 뒤통수엽(후두엽)과 소뇌의 등쪽으로 파고든 것.
- 큰구멍 foramen magnum
- 척수 spinal cord

뇌의 각 부위 위치와 방향

사람의 대뇌반구는 중간뇌 밑의 뇌줄기와 거의 직각을 이룬다. 따라서 대뇌에서는 앞뒤가 머리·꼬리쪽, 위아래가 등·배쪽이지만, 뇌줄기에서는 앞뒤가 배·등쪽, 위아래가 머리·꼬리쪽이 된다. 방향을 헷갈리지 않게 주의한다.

뇌의 구분(아래는 뇌의 시상단면)

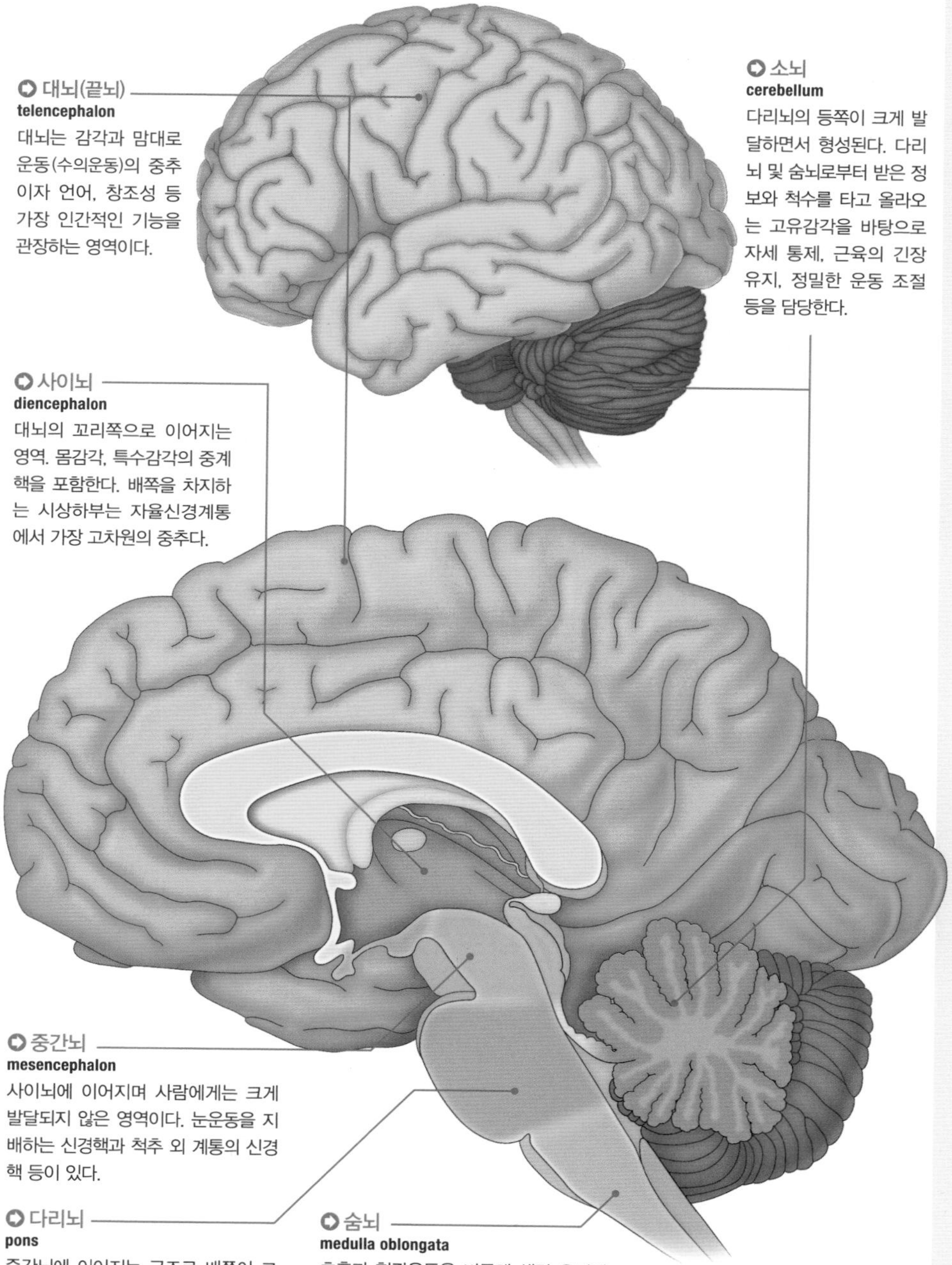

대뇌(끝뇌)
telencephalon

대뇌는 감각과 맘대로 운동(수의운동)의 중추이자 언어, 창조성 등 가장 인간적인 기능을 관장하는 영역이다.

소뇌
cerebellum

다리뇌의 등쪽이 크게 발달하면서 형성된다. 다리뇌 및 숨뇌로부터 받은 정보와 척수를 타고 올라오는 고유감각을 바탕으로 자세 통제, 근육의 긴장 유지, 정밀한 운동 조절 등을 담당한다.

사이뇌
diencephalon

대뇌의 꼬리쪽으로 이어지는 영역. 몸감각, 특수감각의 중계핵을 포함한다. 배쪽을 차지하는 시상하부는 자율신경계통에서 가장 고차원의 중추다.

중간뇌
mesencephalon

사이뇌에 이어지며 사람에게는 크게 발달되지 않은 영역이다. 눈운동을 지배하는 신경핵과 척추 외 계통의 신경핵 등이 있다.

다리뇌
pons

중간뇌에 이어지는 구조로 배쪽이 크게 부풀어 있다. 대뇌겉질에서 시작하는 운동정보를 소뇌로 보내 정밀한 운동을 할 수 있게 해준다.

숨뇌
medulla oblongata

호흡과 혈관운동을 비롯해 생명 유지에 중요한 기능을 담당한다. 다리뇌 꼬리쪽에서 이어지는 영역으로, 밑부분은 큰구멍 아래모서리에서 척수로 이어진다.

척수 *spinal cord*

척수는 큰구멍 아래모서리에서 숨뇌로 이어지는 약 45cm의 끈 모양 조직으로, 척추뼈를 만드는 척주관 속에 들어 있다. 하단은 점점 좁아지며 1~2번 허리뼈 높이에서 원뿔 모양으로 끝난다. 뇌와 마찬가지로 세 층의 수막으로 덮여 있으며 거미막밑공간을 흐르는 뇌척수액으로 채워져 있다.

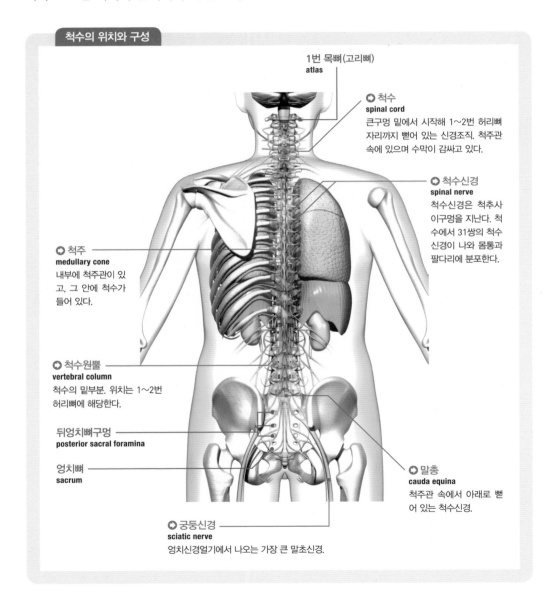

척수의 위치와 구성

1번 목뼈 (고리뼈)
atlas

◯ 척수
spinal cord
큰구멍 밑에서 시작해 1~2번 허리뼈 자리까지 뻗어 있는 신경조직. 척주관 속에 있으며 수막이 감싸고 있다.

◯ 척수신경
spinal nerve
척수신경은 척추사이구멍을 지난다. 척수에서 31쌍의 척수신경이 나와 몸통과 팔다리에 분포한다.

◯ 척주
medullary cone
내부에 척주관이 있고, 그 안에 척수가 들어 있다.

◯ 척수원뿔
vertebral column
척수의 밑부분. 위치는 1~2번 허리뼈에 해당한다.

뒤엉치뼈구멍
posterior sacral foramina

엉치뼈
sacrum

◯ 말총
cauda equina
척주관 속에서 아래로 뻗어 있는 척수신경.

◯ 궁둥신경
sciatic nerve
엉치신경얼기에서 나오는 가장 큰 말초신경.

뇌실 *ventricle*

뇌실은 뇌 내부에 있는 공간으로 속은 뇌척수액으로 차 있다. 뇌실은 중추신경계통의 뿌리 기관인 신경관의 속공간이 뇌가 자라면서 함께 확장해 형태가 변형된 것이다. 큰 뇌실 네 개는 서로 통하는 구조로, 넷째뇌실은 거미막밑공간으로 연결된다.

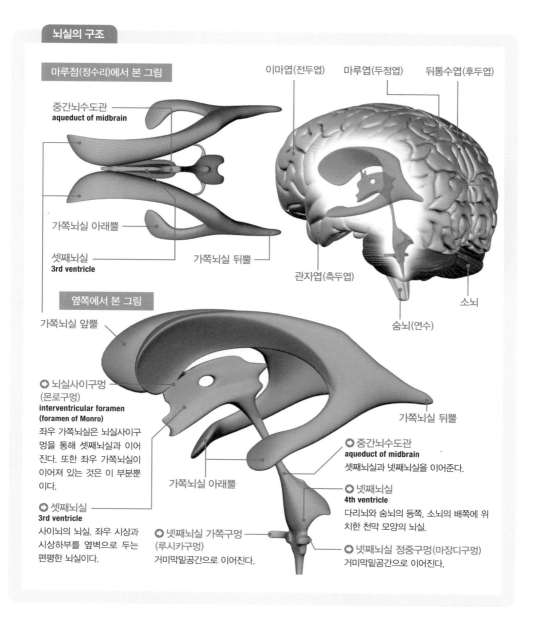

뇌실의 구조

마루점(정수리)에서 본 그림

중간뇌수도관
aqueduct of midbrain

가쪽뇌실 아래뿔

셋째뇌실
3rd ventricle

가쪽뇌실 뒤뿔

이마엽(전두엽)　마루엽(두정엽)　뒤통수엽(후두엽)

관자엽(측두엽)

숨뇌(연수)

소뇌

옆쪽에서 본 그림

가쪽뇌실 앞뿔

○ 뇌실사이구멍
(몬로구멍)
**interventricular foramen
(foramen of Monro)**
좌우 가쪽뇌실은 뇌실사이구멍을 통해 셋째뇌실과 이어진다. 또한 좌우 가쪽뇌실이 이어져 있는 것은 이 부분뿐이다.

○ 셋째뇌실
3rd ventricle
사이뇌의 뇌실. 좌우 시상과 시상하부를 옆벽으로 두는 편평한 뇌실이다.

가쪽뇌실 아래뿔

○ 넷째뇌실 가쪽구멍
(루시카구멍)
거미막밑공간으로 이어진다.

가쪽뇌실 뒤뿔

○ 중간뇌수도관
aqueduct of midbrain
셋째뇌실과 넷째뇌실을 이어준다.

○ 넷째뇌실
4th ventricle
다리뇌와 숨뇌의 등쪽, 소뇌의 배쪽에 위치한 천막 모양의 뇌실.

○ 넷째뇌실 정중구멍(마장디구멍)
거미막밑공간으로 이어진다.

수막 *meninges*

뇌와 척수를 싸고 있는 수막은 뇌실질로부터 차례대로 연질막, 거미막, 경질막의 세 층으로 구성된다. 경질막은 머리뼈에 밀착된 강인한 결합조직, 연질막은 뇌 표면에 부착된 부드러운 결합조직이다. 거미막은 경질막 안쪽에 붙어 있으며 연질막과 거미막 사이에 거미막밑공간이 있다. 거미막밑공간은 뇌척수액(27쪽)으로 차 있으며, 외부 충격으로부터 뇌와 척수를 보호해준다.

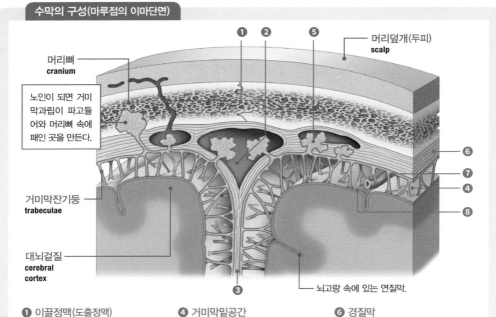

수막의 구성(마루점의 이마단면)

머리뼈
cranium

노인이 되면 거미막과립이 파고들어와 머리뼈 속에 패인 곳을 만든다.

거미막잔기둥
trabeculae

대뇌겉질
cerebral cortex

머리덮개(두피)
scalp

뇌고랑 속에 있는 연질막.

❶ 이끌정맥(도출정맥)
머리뼈 속 작은구멍을 지나 머리뼈 밖으로 나오는 정맥.

❷ 위시상정맥굴
superior sagittal sinus
대뇌낫의 위모서리를 앞뒤로 가로지르는 정맥굴.

❸ 대뇌낫
falx cerebri
경질막은 좌우 반구 사이(대뇌세로틈새)로 뻗어 나와 대뇌낫을 만든다. 아래모서리는 뇌들보(뇌량)에 도달한다.

❹ 거미막밑공간
subarachnoid space
거미막과 연질막 사이의 공간에서 뇌척수액이 흐른다. 거미막은 거미막밑공간에 있는 거미막잔기둥에 의해 연질막에 붙어 있다. 동맥과 정맥의 통로이기도 하다.

❺ 거미막과립
arachnoid granulations (pacchionian granulation)
거미막 일부가 경질막을 통과해 경질막정맥굴에 과립 형태의 구조를 형성한 것. 뇌척수액이 정맥으로 배출되는 통로다.

❻ 경질막
dura mater
단단한 결합조직성 막으로, 수막의 가장 바깥층이다. 내부에는 정맥굴이 발달해 있다.

❼ 거미막
arachnoid mater
경질막 안쪽에 있는 수막의 하나. 연질막과 거미막 사이에 거미막밑공간을 만들어 뇌척수액을 채운다.

❽ 연질막
pia mater
뇌실질과 밀착된 성긴결합조직. 혈관계통이 발달해 있다.

뇌척수액 *cerebrospinal fluid(CSF)*

뇌척수액(수액)은 가쪽뇌실, 셋째와 넷째뇌실에 있는 맥락얼기에 의해 혈장에서 만들어지며 넷째뇌실에서 거미막밑공간으로 흘러든다. 뇌척수액은 경질막정맥굴 속으로 돌출된 거미막 과립에서 정맥혈 안으로 배출된다. 척수신경절 부근에도 같은 형태의 배출로가 있다. 성인의 뇌척수액은 약 100~160mL이며 그 절반이 뇌실에 있다.

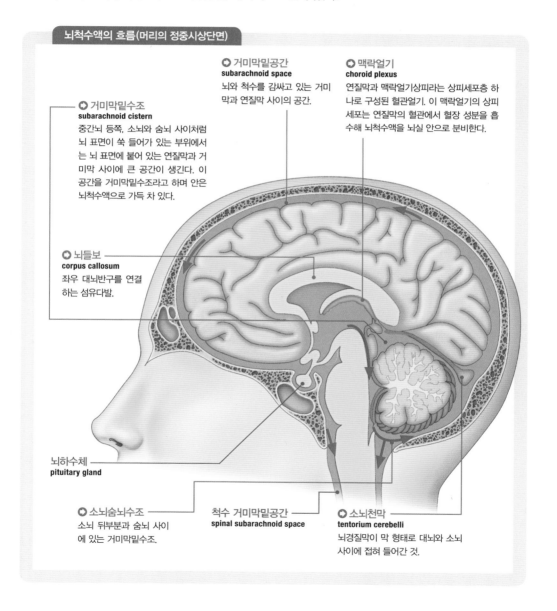

뇌척수액의 흐름(머리의 정중시상단면)

○ 거미막밑공간
subarachnoid space
뇌와 척수를 감싸고 있는 거미막과 연질막 사이의 공간.

○ 맥락얼기
choroid plexus
연질막과 맥락얼기상피라는 상피세포층 하나로 구성된 혈관얼기. 이 맥락얼기의 상피세포는 연질막의 혈관에서 혈장 성분을 흡수해 뇌척수액을 뇌실 안으로 분비한다.

○ 거미막밑수조
subarachnoid cistern
중간뇌 등쪽, 소뇌와 숨뇌 사이처럼 뇌 표면이 쑥 들어가 있는 부위에서는 뇌 표면에 붙어 있는 연질막과 거미막 사이에 큰 공간이 생긴다. 이 공간을 거미막밑수조라고 하며 안은 뇌척수액으로 가득 차 있다.

○ 뇌들보
corpus callosum
좌우 대뇌반구를 연결하는 섬유다발.

뇌하수체
pituitary gland

○ 소뇌숨뇌수조
소뇌 뒤부분과 숨뇌 사이에 있는 거미막밑수조.

척수 거미막밑공간
spinal subarachnoid space

○ 소뇌천막
tentorium cerebelli
뇌경질막이 막 형태로 대뇌와 소뇌 사이에 접혀 들어간 것.

뇌의 진화

동물과 사람의 뇌

원시적인 척추동물의 뇌는 대뇌, 사이뇌, 중간뇌, 다리뇌, 소뇌, 숨뇌가 직선 형태로 나열되어 있다. 그러나 사람의 뇌는 대뇌가 크게 발달해 사이뇌와 중간뇌를 덮고 있어 겉으로는 그렇게 보이지 않는다.

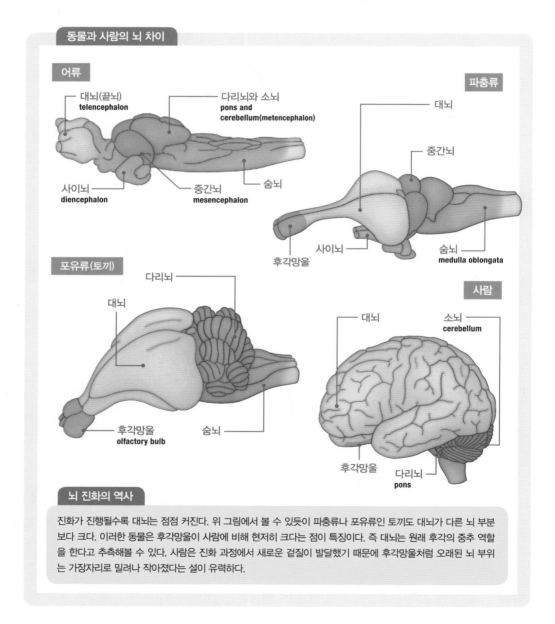

동물과 사람의 뇌 차이

어류

대뇌(끝뇌)
telencephalon

다리뇌와 소뇌
pons and
cerebellum(metencephalon)

사이뇌
diencephalon

중간뇌
mesencephalon

숨뇌

파충류

대뇌

중간뇌

사이뇌

후각망울

숨뇌
medulla oblongata

포유류(토끼)

다리뇌

대뇌

후각망울
olfactory bulb

숨뇌

사람

대뇌

소뇌
cerebellum

후각망울

다리뇌
pons

뇌 진화의 역사

진화가 진행될수록 대뇌는 점점 커진다. 위 그림에서 볼 수 있듯이 파충류나 포유류인 토끼도 대뇌가 다른 뇌 부분보다 크다. 이러한 동물은 후각망울이 사람에 비해 현저히 크다는 점이 특징이다. 즉 대뇌는 원래 후각의 중추 역할을 한다고 추측해볼 수 있다. 사람은 진화 과정에서 새로운 겉질이 발달했기 때문에 후각망울처럼 오래된 뇌 부위는 가장자리로 밀려나 작아졌다는 설이 유력하다.

제 2 장

척수

Spinal cord

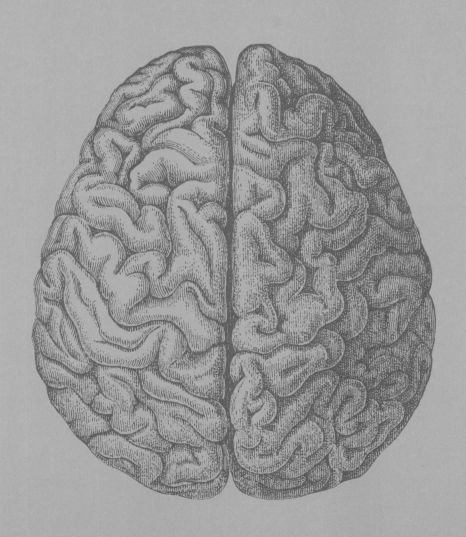

척주관과 척수 *vertebral canal and spinal cord*

위치와 특징

척수는 뇌로 이어지는 끈 형태의 조직으로 척추뼈로 이뤄진 척주관 속에 들어 있다. 길이는 약 45cm이며 목과 허리 부분에 원뿔 모양으로 부푼 곳이 있다. 지름은 가장 두꺼운 부분 중 하나인 목 부위가 1cm 정도다. 척수신경은 척추 사이구멍에서 좌우로 1쌍씩 총 31쌍이 나와 있다. 이 신경은 뇌로부터 받은 정보를 몸통과 팔다리로 전달하는 동시에 피부감각과 고유감각을 뇌로 전달한다.

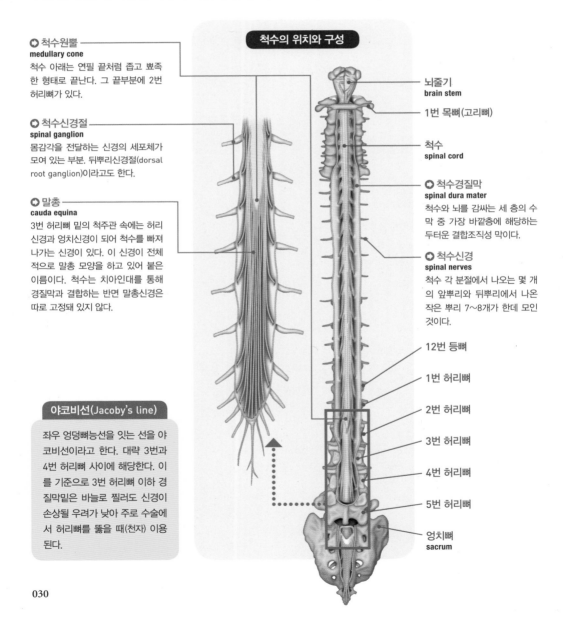

척수의 위치와 구성

◐ 척수원뿔
medullary cone
척수 아래는 연필 끝처럼 좁고 뾰족한 형태로 끝난다. 그 끝부분에 2번 허리뼈가 있다.

◐ 척수신경절
spinal ganglion
몸감각을 전달하는 신경의 세포체가 모여 있는 부분. 뒤뿌리신경절(dorsal root ganglion)이라고도 한다.

◐ 말총
cauda equina
3번 허리뼈 밑의 척주관 속에는 허리신경과 엉치신경이 되어 척수를 빠져나가는 신경이 있다. 이 신경이 전체적으로 말총 모양을 하고 있어 붙은 이름이다. 척수는 치아인대를 통해 경질막과 결합하는 반면 말총신경은 따로 고정돼 있지 않다.

뇌줄기
brain stem

1번 목뼈(고리뼈)

척수
spinal cord

◐ 척수경질막
spinal dura mater
척수와 뇌를 감싸는 세 층의 수막 중 가장 바깥층에 해당하는 두터운 결합조직성 막이다.

◐ 척수신경
spinal nerves
척수 각 분절에서 나오는 몇 개의 앞뿌리와 뒤뿌리에서 나온 작은 뿌리 7~8개가 한데 모인 것이다.

12번 등뼈

1번 허리뼈

2번 허리뼈

3번 허리뼈

4번 허리뼈

5번 허리뼈

엉치뼈
sacrum

야코비선(Jacoby's line)

좌우 엉덩뼈능선을 잇는 선을 야코비선이라고 한다. 대략 3번과 4번 허리뼈 사이에 해당한다. 이를 기준으로 3번 허리뼈 이하 경질막밑은 바늘로 찔러도 신경이 손상될 우려가 낮아 주로 수술에서 허리뼈를 뚫을 때(천자) 이용된다.

척수신경 *spinal nerves*

위치와 특징

말초신경 중에서 척수를 드나드는 것을 척수신경이라고 하며 좌우 대칭으로 31쌍이 있다. 모든 척수신경은 운동신경과 감각신경을 포함한다. 1번 가슴신경~2번 허리신경에는 교감신경이, 2~4번 엉치신경에는 부교감신경이 있다.

❶ 목신경 8쌍(C1~C8)
cervical nerves
1번 목신경은 뒤통수뼈와 1번 목뼈 사이에서, 2번 목신경 밑으로는 각각 척추사이구멍 높이에 있는 목뼈 밑에서 나온다.

❷ 가슴신경 12쌍(Th1~Th12)
thoracic nerves
1~12번 가슴신경은 각각에 대응하는 번호의 등뼈 밑에서 나온다.

❸ 허리신경 5쌍(L1~L5)
lumbar nerves
1~5번 허리신경은 각각에 대응하는 번호의 허리뼈 밑에서 나온다.

❹ 엉치신경 5쌍(S1~S5)
sacral nerves
1~5번 엉치신경은 각각에 대응하는 번호의 엉치척추뼈 밑에서 나온다.

❺ 꼬리신경 1쌍(Co)
coccygeal nerve
꼬리척추뼈에서는 1쌍의 신경이 나온다.

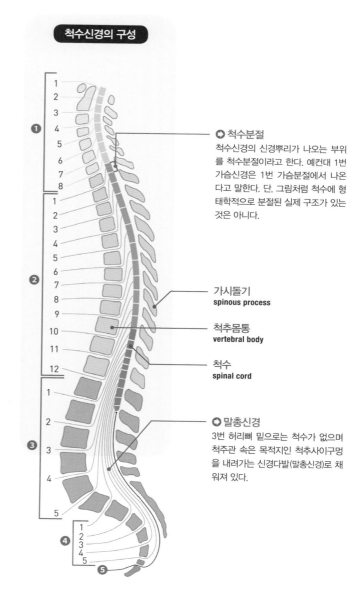

척수신경의 구성

◐ 척수분절
척수신경의 신경뿌리가 나오는 부위를 척수분절이라고 한다. 예컨대 1번 가슴신경은 1번 가슴분절에서 나온다고 말한다. 단, 그림처럼 척수에 형태학적으로 분절된 실제 구조가 있는 것은 아니다.

가시돌기
spinous process

척추몸통
vertebral body

척수
spinal cord

◐ 말총신경
3번 허리뼈 밑으로는 척수가 없으며 척주관 속은 목적지인 척추사이구멍을 내려가는 신경다발(말총신경)로 채워져 있다.

척수신경의 개수

척수신경은 목신경 8쌍, 가슴신경 12쌍, 허리신경 5쌍, 엉치신경 5쌍, 꼬리신경 1쌍으로 총 31쌍이다. 1번 목신경이 뒤통수뼈와 1번 목뼈 사이에서 나오기 때문에 목신경의 개수는 목뼈보다 하나 더 많다.

척주의 가로단면

위치와 특징

척수는 척주관 속에 수막(26쪽)으로 덮여 있으며 뇌처럼 거미막밑공간을 흐르는 뇌척수액(27쪽)에 잠겨 있다. 척수를 드나드는 척수신경은 앞뿌리와 뒤뿌리가 결합해 척추사이구멍을 지나 척주관을 나온다. 척추사이구멍 부근의 뒤뿌리에는 감각을 전달하는 신경세포가 모인 척수신경절이 있다.

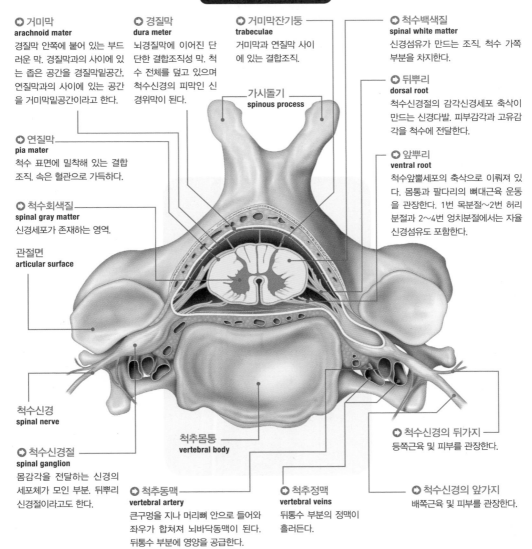

척주의 가로단면(4번 목뼈)

거미막
arachnoid mater
경질막 안쪽에 붙어 있는 부드러운 막. 경질막과의 사이에 있는 좁은 공간을 경질막밑공간, 연질막과의 사이에 있는 공간을 거미막밑공간이라고 한다.

경질막
dura meter
뇌경질막에 이어진 단단한 결합조직성 막. 척수 전체를 덮고 있으며 척수신경의 피막인 신경위막이 된다.

거미막잔기둥
trabeculae
거미막과 연질막 사이에 있는 결합조직.

척수백색질
spinal white matter
신경섬유가 만드는 조직. 척수 가쪽 부분을 차지한다.

가시돌기
spinous process

뒤뿌리
dorsal root
척수신경절의 감각신경세포 축삭이 만드는 신경다발. 피부감각과 고유감각을 척수에 전달한다.

연질막
pia mater
척수 표면에 밀착해 있는 결합조직. 속은 혈관으로 가득하다.

앞뿌리
ventral root
척수앞뿔세포의 축삭으로 이뤄져 있다. 몸통과 팔다리의 뼈대근육 운동을 관장한다. 1번 목분절~2번 허리분절과 2~4번 엉치분절에서는 자율신경섬유도 포함한다.

척수회색질
spinal gray matter
신경세포가 존재하는 영역.

관절면
articular surface

척수신경
spinal nerve

척추몸통
vertebral body

척수신경의 뒤가지
등쪽근육 및 피부를 관장한다.

척수신경절
spinal ganglion
몸감각을 전달하는 신경의 세포체가 모인 부분. 뒤뿌리신경절이라고도 한다.

척추동맥
vertebral artery
큰구멍을 지나 머리뼈 안으로 들어와 좌우가 합쳐져 뇌바닥동맥이 된다. 뒤통수 부분에 영양을 공급한다.

척추정맥
vertebral veins
뒤통수 부분의 정맥이 흘러든다.

척수신경의 앞가지
배쪽근육 및 피부를 관장한다.

척수의 가로단면

위치와 특징

척수 안에는 나비 모양의 회색질이 있으며 가쪽에 백색질이 있다.(34쪽 참조) 회색질은 등쪽의 뒤뿔, 배쪽의 앞뿔, 그 사이에 있는 가쪽뿔로 나뉜다. 백색질은 앞섬유단, 가쪽섬유단, 뒤섬유기둥으로 구별된다.

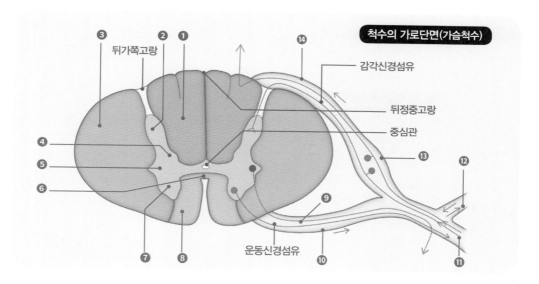

척수의 가로단면(가슴척수)

- 뒤가쪽고랑
- 감각신경섬유
- 뒤정중고랑
- 중심관
- 운동신경섬유

❶ 뒤섬유기둥
posterior funiculus
뒤뿌리를 통해 척수로 들어온 섬세한 촉압각과 고유감각을 전달하는 섬유가 올라간다.

❷ 뒤뿔
posterior horn
척수회색질의 등쪽 부분에 해당한다. 통각과 온도감각을 전달하는 섬유가 신경세포를 교체하는 곳이다.

❸ 가쪽섬유단
lateral funiculus
맘대로운동을 명령하는 피라미드로의 섬유 및 통각과 온도감각을 전달하는 섬유 등이 지나간다.

❹ 뒤가슴신경핵
thoracic nucleus
소뇌로 가는 하반신의 고유감각을 이어준다.

❺ 가쪽뿔(중간가쪽핵)
1번 가슴분절~2번 허리분절 부근에 있으며 교감신경의 신경절이전섬유를 포함하고 있다. 2~4번 엉치분절의 가쪽뿔에서는 부교감신경이 나온다.

❻ 백색질맞교차
척수를 가로지르는 섬유다발.

❼ 앞뿔
anterior horn
척수회색질의 배쪽 부분에 해당한다. 운동신경세포가 있다.

❽ 앞섬유단
anterior funiculus
앞정중틈새와 앞가쪽고랑 사이의 좁은 백색질.

❾ 교감신경섬유
sympathetic nerve fiber
가쪽뿔에서 나와 앞뿌리로 들어간다.

❿ 척수신경앞뿌리
ventral root
앞뿔세포에서 나온 운동신경섬유와 가쪽뿔에서 나온 자율신경섬유를 포함한다.

⓫ 척수신경의 앞가지
몸통의 배쪽근육과 피부를 관장한다.

⓬ 척수신경의 뒤가지
등쪽근육과 피부에 분포한다. 앞가지보다 가늘다.

⓭ 척수신경절
spinal ganglion
몸감각을 전달하는 신경세포체의 집합.

⓮ 척수신경뒤뿌리
dorsal root
척수신경절에 있는 감각신경세포의 축삭으로 이뤄진 신경다발. 등쪽에서 척수로 들어간다.

벨 마장디의 법칙

척수에서는 뒤뿌리로 감각정보가 들어가고 앞뿌리에서 운동신경섬유가 나온다는 법칙이다. 1811년 영국의 의사 벨(C. Bell)과 1822년 프랑스의 생리학자 마장디(F. Magendie)가 발견했다.

척수의 백색질과 회색질

위치와 특징

척수의 두께 및 백색질과 회색질의 형태는 척수의 높이에 따라 크게 달라진다. 백색질을 만드는 신경섬유는 하행성인 운동신경섬유와 상행성인 감각신경섬유다. 운동신경섬유는 내려가는 동안 앞뿔세포(35쪽)에서 차례로 끝난다.

상행성 섬유는 위로 갈수록 새로운 섬유가 더해진다. 따라서 백색질은 척수 위쪽으로 갈수록 많아진다. 회색질의 면적은 목척수와 허리척수에서 넓어지고, 가슴척수에서는 좁아진다. 이것은 부위마다 관장하는 근육으로 접속하는 운동신경의 개수가 다르기 때문이다.

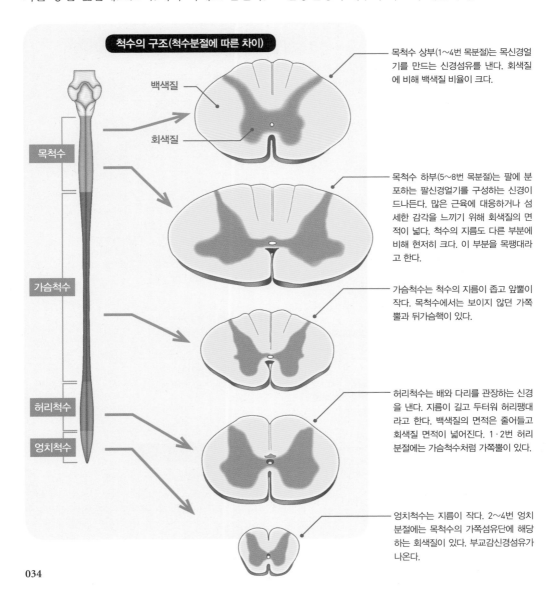

척수의 구조(척수분절에 따른 차이)

백색질

회색질

목척수

가슴척수

허리척수

엉치척수

목척수 상부(1~4번 목분절)는 목신경얼기를 만드는 신경섬유를 낸다. 회색질에 비해 백색질 비율이 크다.

목척수 하부(5~8번 목분절)는 팔에 분포하는 팔신경얼기를 구성하는 신경이 드나든다. 많은 근육에 대응하거나 섬세한 감각을 느끼기 위해 회색질의 면적이 넓다. 척수의 지름도 다른 부분에 비해 현저히 크다. 이 부분을 목팽대라고 한다.

가슴척수는 척수의 지름이 좁고 앞뿔이 작다. 목척수에서는 보이지 않던 가쪽뿔과 뒤가슴핵이 있다.

허리척수는 배와 다리를 관장하는 신경을 낸다. 지름이 길고 두터워 허리팽대라고 한다. 백색질의 면적은 줄어들고 회색질 면적이 넓어진다. 1·2번 허리분절에는 가슴척수처럼 가쪽뿔이 있다.

엉치척수는 지름이 작다. 2~4번 엉치분절에는 목척수의 가쪽섬유단에 해당하는 회색질이 있다. 부교감신경섬유가 나온다.

척수 뒤섬유기둥의 영역별 신체 부위

위치와 특징

척수 뒤섬유기둥(33쪽)에서는 섬세한 촉압각을 전달하는 섬유가 올라간다. 하반신의 정보를 전달하는 섬유는 안쪽으로, 상반신의 정보를 전달하는 섬유는 가쪽으로 오른다. 이처럼 질서정연한 신경세포의 위치 선정은 척수로 들어가는 섬유가 가쪽에 순차적으로 더해져 형성되고, 대뇌 겉질의 감각영역에 도달하기까지 유지된다. 아래 그림은 뒤섬유기둥을 오르는 섬유가 관장하는 신체 부위를 모식적으로 나타낸 것이다.

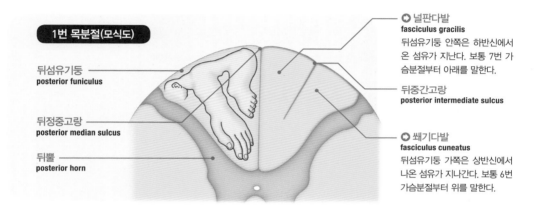

1번 목분절(모식도)

뒤섬유기둥
posterior funiculus

뒤정중고랑
posterior median sulcus

뒤뿔
posterior horn

⊙ 널판다발
fasciculus gracilis
뒤섬유기둥 안쪽은 하반신에서 온 섬유가 지난다. 보통 7번 가슴분절부터 아래를 말한다.

뒤중간고랑
posterior intermediate sulcus

⊙ 쐐기다발
fasciculus cuneatus
뒤섬유기둥 가쪽은 상반신에서 나온 섬유가 지나간다. 보통 6번 가슴분절부터 위를 말한다.

앞뿔세포의 영역별 신체 부위

위치와 특징

척수의 앞뿔에는 뼈대근육을 움직이는 운동신경세포인 앞뿔세포가 존재한다. 앞뿔세포의 분포 위치에서 영역별 신체 부위를 확인할 수 있다. 아래 그림처럼 목척수에서는 앞뿔 안쪽이 몸쪽, 가쪽이 먼쪽 근육을 담당한다. 또 앞뿔 배쪽에는 폄근, 등쪽에는 굽힘근을 담당하는 세포가 분포하고 있다.

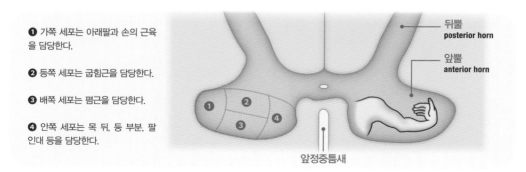

❶ 가쪽 세포는 아래팔과 손의 근육을 담당한다.

❷ 등쪽 세포는 굽힘근을 담당한다.

❸ 배쪽 세포는 폄근을 담당한다.

❹ 안쪽 세포는 목 뒤, 등 부분, 팔 인대 등을 담당한다.

뒤뿔
posterior horn

앞뿔
anterior horn

앞정중틈새

척수 전도로

위치와 특징

특정 신경정보를 전달하는 섬유가 말초에서 뇌로, 또는 뇌에서 말초로 가는 경로를 전도로라고 한다.(제5장 참조) 촉각을 전달하는 섬유, 통각과 온도감각을 전달하는 섬유, 맘대로운동(수의운동)을 명령하는 섬유 등 다양한 정보를 나르는 신경섬유는 종류별로 묶여 다발을 이루며 중추신경계통의 정해진 장소를 통과한다. 척수에는 아래 그림처럼 여러 전도로가 있다.

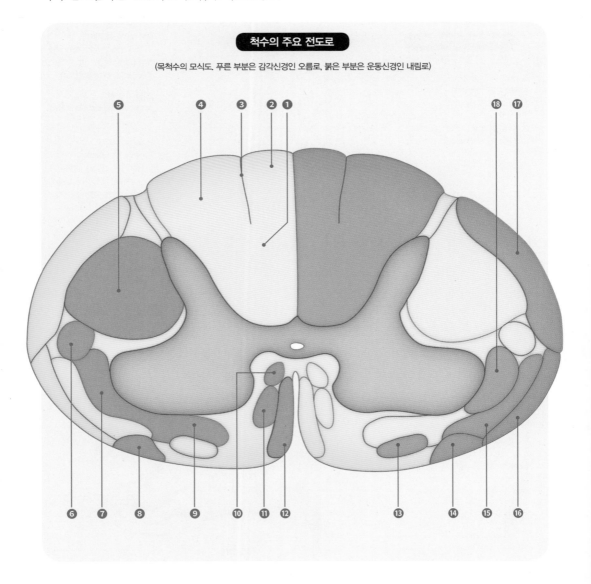

척수의 주요 전도로

(목척수의 모식도, 푸른 부분은 감각신경인 오름로, 붉은 부분은 운동신경인 내림로)

오름로와 내림로

오름로(ascending tract)란 척수신경절에 있는 신경세포(일차신경세포)의 축삭 또는 여기에 접속하는 척수뒤뿔 신경세포(이차신경세포)의 축삭이다. 척수신경절세포가 받아들인 피부감각과 고유감각을 뇌로 전달한다.

내림로(descending tract)는 몸통과 팔다리 근육운동을 주관하는 신경로로, 피라미드로(추체로)와 피라미드바깥로(추체외로)로 구분된다. 모두 척수의 앞뿔세포로 연결되며 앞뿔세포의 축삭이 근육을 움직인다. 자율신경섬유는 가쪽섬유단을 내려가 가쪽핵에서 끝난다.

❶ 뒤섬유기둥
posterior funiculus
섬세한 촉압각을 나르는 신경로. 사람에게 잘 발달되어 있다. 목척수에 있는 뒤중간고랑이 안쪽의 널판다발과 가쪽의 쐐기다발을 나눈다. 뒤섬유기둥의 섬유는 같은쪽 신체 부위 감각수용기에 접속하는 일차신경세포이며, 숨뇌에서 이차신경세포에 접속해 반대쪽으로 이동한다.

❷ 널판다발
fasciculus gracilis
하반신의 촉각을 전달한다.

❸ 뒤중간고랑
널판다발과 쐐기다발을 나눈다.

❹ 쐐기다발
fasciculus cuneatus
상반신의 촉각을 전달한다.

❺ 가쪽겉질척수로
lateral corticospinal tract
피라미드로섬유 중 약 90%의 섬유는 숨뇌 하부에서 교차(피라미드교차)하며, 가쪽겉질척수로를 내려간다. 척수의 주요 피라미드로다.

❻ 적색척수로
적색핵에서 척수로 내려가는 피라미드바깥로섬유.

❼ 그물척수로
다리뇌 또는 숨뇌그물에서 척수로 내려가는 섬유. 앞뿔세포와 통하는 피라미드바깥로섬유이자 자율신경계통의 내림로다.

❽ 올리브척수로
숨뇌의 아래올리브핵에서 반대쪽 목척수로 이동해 앞섬유단과 가쪽섬유단의 경계를 내려가는 섬유. 척수에서 올리브핵으로 올라가는 섬유도 이곳을 지난다.

❾ 안뜰척수로
다리뇌의 안뜰핵에서 척수로 내려간다.

❿ 안쪽세로다발
중간뇌에서 척수를 향해 뻗는 신경로. 눈근육운동에 관여하는 오름로와 척수로 내려가는 피라미드바깥로섬유를 포함한다. 후자는 몸의 평형 유지에 중요한 작용을 한다.

⓫ 덮개척수로
중간뇌의 위둔덕에서 나온 섬유가 교차한 뒤 반대쪽 앞섬유단을 내려간다. 시각과 관련된 머리 부분. 팔의 반사운동을 통제한다.

⓬ 앞겉질척수로
피라미드로섬유 중 숨뇌에서 교차하지 않은 섬유는 같은쪽 척수를 내려간다. 표적 척수분절에 이르면 백색질맞교차에서 교차해 반대쪽의 앞뿔세포에서 끝난다.

⓭ 앞척수시상로
거친 촉압각의 전도로이자 원시감각의 오름로.

⓮ 척수올리브로
뒤뿔에서 시작한 신경세포는 백색질맞교차에서 교차한 뒤 이곳을 올라 반대쪽 숨뇌의 올리브핵에 이른다.

⓯ 가쪽척수시상로
lateral spinothalamic tract
통각과 온도감각을 전달하는 이차신경세포로, 반대쪽 뒤뿔에서 시작한다. 따라서 이 부위를 올라가는 섬유는 반대쪽 부위의 감각을 전달하는 섬유다. 시상에서 삼차신경세포에 접속한다.

⓰ 앞척수소뇌로
anterior spinocerebellar tract
하위 척수로 들어온 하부 감각의 신경섬유는 뒤뿔에서 이차신경세포에 접속하고, 반대쪽에 있는 앞척수소뇌로를 오른다. 이 섬유는 소뇌에서 다시 교차해 같은쪽 소뇌에 도달한다. 사람에게는 잘 발달되지 않은 것으로 알려져 있다.

⓱ 뒤척수소뇌로
posterior spinocerebellar tract
하반신의 고유감각을 소뇌로 전달하는 신경로. 일차신경세포는 척수의 뒤가슴신경핵에서 중단되고, 이차신경세포가 같은쪽에서 이 신경로를 오른다.

⓲ 척수그물로
주로 척수에서 같은쪽 숨뇌에 이르는 통각을 전달하는 경로다.

척수반사

척수에는 말초 근육과 피부로부터 자극을 받으면 반사적으로 운동을 명령하는 기능이 있다. 이것을 척수반사라고 하며 종류는 다음과 같다.

- **폄반사** : 무릎반사 등 근육의 뻗침수용기(신장수용기)에서 전달된 자극이 척수의 앞뿔세포로 직접 전해지는 것. 단일시냅스반사의 일종이다. 곧게 선 자세 유지에 필요하다.
- **굽힘반사(회피반사)** : 피부자극이 사이신경세포를 통해 여러 근육운동을 일으키는 것으로 다시냅스반사의 일종이다. 갑작스런 피부자극에 팔다리를 굽히는 반사가 그 예다.
- **내장반사** : 교감신경과 부교감신경의 들신경섬유가 전달하는 내장의 자극에 반응해 내장에 있는 민무늬근육을 운동시킨다. 배변과 배뇨 등이 이에 속한다.

몸감각수용기

위치와 특징

피부감각과 근육, 힘줄의 고유감각 등 몸감각은 피부의 표피, 진피, 피부밑조직(피하조직)에 분포하는 메르켈원반, 마이스너소체, 루피니종말, 파치니소체, 모낭수용기 및 복잡하게 갈라지는 자유신경종말 등에서 수용된다. 감각을 전달하는 척수신경절세포의 말초돌기는 이러한 수용기로 파고들어가 유기적인 자극과 유해자극을 수용한다.

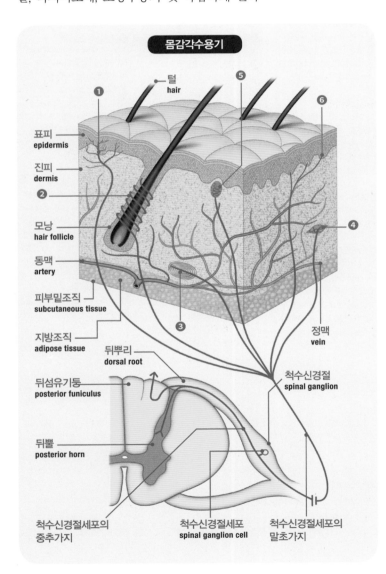

몸감각수용기

- 털 hair
- 표피 epidermis
- 진피 dermis
- 모낭 hair follicle
- 동맥 artery
- 피부밑조직 subcutaneous tissue
- 지방조직 adipose tissue
- 뒤뿌리 dorsal root
- 뒤섬유기둥 posterior funiculus
- 뒤뿔 posterior horn
- 정맥 vein
- 척수신경절 spinal ganglion
- 척수신경절세포의 중추가지
- 척수신경절세포 spinal ganglion cell
- 척수신경절세포의 말초가지

❶ 자유신경종말
free nerve ending
진피 또는 표피에서 말초가지 끝부분이 복잡하게 갈라지며 신경섬유그물을 만든다. 통각과 온도감각을 수용한다.

❷ 모낭수용기
hair follicle receptors
모낭에 감겨 있는 신경종말. 적응이 빠르다.

❸ 파치니소체
Pacinian corpuscle
진피 아래층과 피부밑조직에 있는 지름 1mm 정도의 큰 층판상 구조. 압력과 진동을 수용하며 피부 변위의 가속도를 검출한다. 적응이 빠르고 감도가 높다.

❹ 루피니종말
Ruffini ending
피부 아래층과 피부밑조직에서 소포에 싸여 있는 신경종말. 응답은 피부 변위의 크기에 비례한다. 적응이 느리다.

❺ 마이스너소체
Meissner corpuscle
진피의 유두 속에 있는 빠른 적응형 촉각수용기. 피부 변위의 빠름을 검출한다. 말이집신경섬유의 종말이 갈라져 타원형소체로 끝난다.

❻ 메르켈원반
Merkel disk
표피의 배아층에 있는 메르켈세포와 여기에 시냅스로 연결된 신경종말로 이뤄진 구조. 응답은 피부 변위의 크기에 비례한다. 적응이 느리다.

제 3 장

뇌줄기와 소뇌

Brain stem and Cerebellum

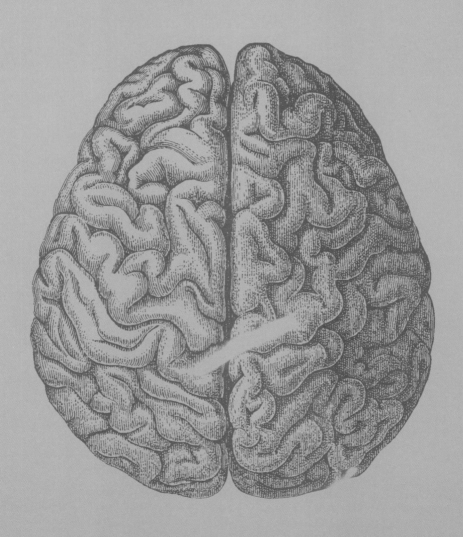

뇌줄기의 구성 ①

위치와 특징

뇌줄기는 사이뇌(60쪽)의 꼬리쪽에 가까운 영역으로 위쪽(머리쪽)부터 중간뇌, 다리뇌, 숨뇌로 구성된다. 다리뇌의 배쪽은 크게 부풀어 있으며, 중간뇌와의 경계인 다리뇌앞고랑과 숨뇌와의 경계인 다리뇌뒤고랑이 명확히 보인다. 숨뇌와 척수의 경계에는 큰구멍의 아래모서리가 위치하며 그 밖에 뚜렷이 드러나는 부분은 없다. 뇌줄기에는 호흡과 순환, 의식 조절 등 생명 유지에 필수적인 기능이 갖춰져 있다.

뇌줄기의 구분

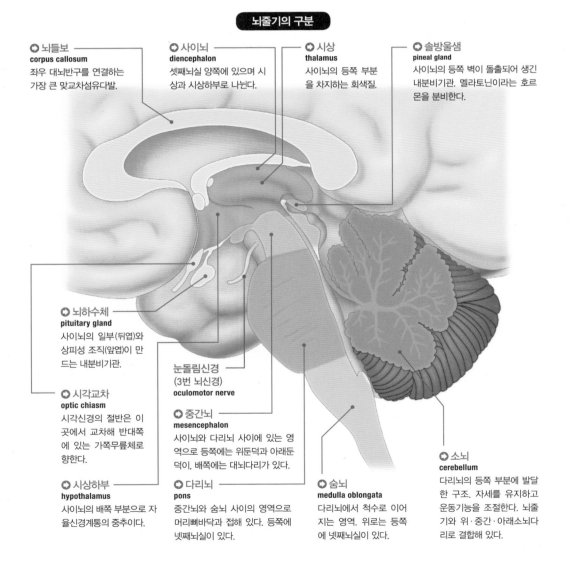

◉ 뇌들보
corpus callosum
좌우 대뇌반구를 연결하는 가장 큰 맞교차섬유다발.

◉ 사이뇌
diencephalon
셋째뇌실 양쪽에 있으며 시상과 시상하부로 나뉜다.

◉ 시상
thalamus
사이뇌의 등쪽 부분을 차지하는 회색질.

◉ 솔방울샘
pineal gland
사이뇌의 등쪽 벽이 돌출되어 생긴 내분비기관. 멜라토닌이라는 호르몬을 분비한다.

◉ 뇌하수체
pituitary gland
사이뇌의 일부(뒤엽)와 상피성 조직(앞엽)이 만드는 내분비기관.

◉ 시각교차
optic chiasm
시각신경의 절반은 이곳에서 교차해 반대쪽에 있는 가쪽무릎체로 향한다.

◉ 시상하부
hypothalamus
사이뇌의 배쪽 부분으로 자율신경계통의 중추이다.

◉ 눈돌림신경
(3번 뇌신경)
oculomotor nerve

◉ 중간뇌
mesencephalon
사이뇌와 다리뇌 사이에 있는 영역으로 등쪽에는 위둔덕과 아래둔덕이, 배쪽에는 대뇌다리가 있다.

◉ 다리뇌
pons
중간뇌와 숨뇌 사이의 영역으로 머리뼈바닥과 접해 있다. 등쪽에 넷째뇌실이 있다.

◉ 숨뇌
medulla oblongata
다리뇌에서 척수로 이어지는 영역. 위로는 등쪽에 넷째뇌실이 있다.

◉ 소뇌
cerebellum
다리뇌의 등쪽 부분에 발달한 구조. 자세를 유지하고 운동기능을 조절한다. 뇌줄기와 위·중간·아래소뇌다리로 결합해 있다.

뇌줄기(왼쪽 가쪽면)

뇌줄기에서 대뇌와 소뇌를 제외하고 뇌줄기 전체 모양을 왼쪽 가쪽에서 본 모식도.

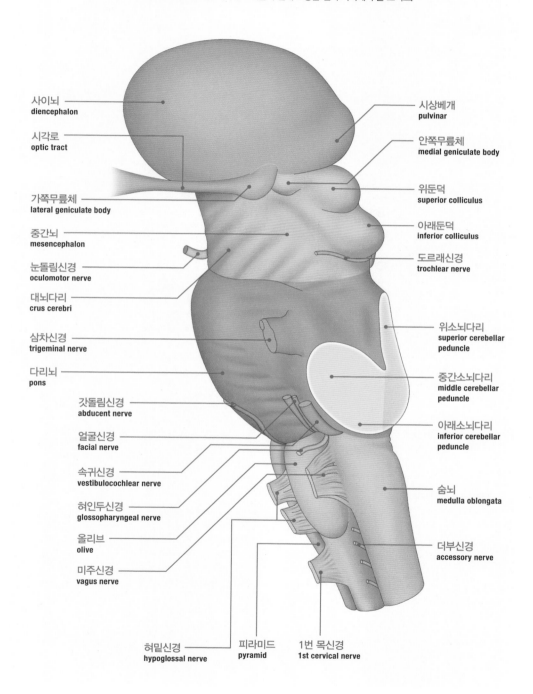

사이뇌
diencephalon

시각로
optic tract

가쪽무릎체
lateral geniculate body

중간뇌
mesencephalon

눈돌림신경
oculomotor nerve

대뇌다리
crus cerebri

삼차신경
trigeminal nerve

다리뇌
pons

갓돌림신경
abducent nerve

얼굴신경
facial nerve

속귀신경
vestibulocochlear nerve

혀인두신경
glossopharyngeal nerve

올리브
olive

미주신경
vagus nerve

허밑신경
hypoglossal nerve

피라미드
pyramid

1번 목신경
1st cervical nerve

시상베개
pulvinar

안쪽무릎체
medial geniculate body

위둔덕
superior colliculus

아래둔덕
inferior colliculus

도르래신경
trochlear nerve

위소뇌다리
superior cerebellar peduncle

중간소뇌다리
middle cerebellar peduncle

아래소뇌다리
inferior cerebellar peduncle

숨뇌
medulla oblongata

더부신경
accessory nerve

뇌줄기의 구성 ②

위치와 특징

뇌줄기의 등쪽 부분은 뒤로 크게 뻗어 나온 대뇌의 뒤통수엽과 소뇌(56쪽)로 덮여 있다. 이를 제거하면 43쪽 그림과 같이 뇌줄기의 등쪽면을 볼 수 있다. 사이뇌로 이어지는 중간뇌 등쪽에 는 위둔덕과 아래둔덕이 보인다. 다리뇌(51~52쪽)와 숨뇌 상부(48쪽)의 등쪽은 넷째뇌실의 바닥 부분이며 마름오목이라고 부른다. 숨뇌 하부(50쪽)에는 널판다발과 쐐기다발이 이루는 뚜렷한 융기가 보인다.

❶ 셋째뇌실
3rd ventricle
사이뇌 한가운데 있는 뇌실. 중간뇌수도관으로 이어진다.

❷ 위둔덕
superior colliculus
중간뇌 등쪽 위에 있는 한 쌍의 돌출부. 내부에 위둔덕핵이 있다. 위둔덕핵은 시각의 통합에 관여한다.

❸ 아래둔덕
inferior colliculus
중간뇌 등쪽 아래에 있는 한 쌍의 돌출부. 내부에 아래둔덕핵이 있다. 아래둔덕핵은 청각의 중계핵이다.

❹ 네둔덕체
corpora quadrigemina
위둔덕과 아래둔덕을 합해 네둔덕체라고 한다.

❺ 마름오목
rhomboid fossa
넷째뇌실의 바닥 부분으로. 전체적으로 마름모꼴을 하고 있어 붙은 이름이다.

❻ 얼굴신경둔덕
facial colliculus
내부에는 다리뇌 등쪽의 뇌실 바로 아래를 지나는 얼굴신경섬유(얼굴신경무릎)와 갓돌림신경핵이 있다.

❼ 혀밑신경삼각
hypoglossal triangle
내부에 혀밑신경핵이 있는 부분.

❽ 뒤가쪽고랑
숨뇌 뒤섬유기둥 가쪽 부분의 경계를 이룬다.

❾ 뒤중간고랑
숨뇌 뒤섬유기둥을 안쪽의 널판다발과 가쪽의 쐐기다발로 나눈다.

❿ 뒤정중고랑
숨뇌의 등쪽 한가운데에 있는 고랑.

⓫ 쐐기다발
fasciculus cuneatus
뒤섬유기둥의 가쪽 부분. 상반신(머리 부분 제외)의 촉각을 전달하는 섬유가 지나간다.

⓬ 널판다발
fasciculus gracilis
뒤섬유기둥의 안쪽 부분. 하반신의 섬세한 촉압각을 전달하는 섬유가 지나간다.

⓭ 넷째뇌실 섬유줄
넷째뇌실 표면에 좌우로 지나가는 섬유다발. 다리뇌에서 소뇌로 향하는 섬유의 일부다.

⓮ 넷째뇌실 가쪽구멍
lateral aperture of 4th ventricle
넷째뇌실의 가쪽 구멍으로 루시카구멍(Luschka's foramen)이라고도 한다. 넷째뇌실을 채우고 있는 뇌척수액은 이 부분과 넷째뇌실 정중구멍을 통해 거미막밑공간으로 나간다.

⓯ 아래소뇌다리
inferior cerebellar peduncle
소뇌다리의 꼬리쪽 부분. 아래소뇌다리의 섬유는 근육, 힘줄, 관절 등의 고유감각과 속귀에서 받아들인 평형감각 및 올리브핵에서 받은 정보를 소뇌로 전달한다.

⓰ 중간소뇌다리
middle cerebellar peduncle
다리뇌핵에서 반대쪽 소뇌로 향하는 섬유다발. 대뇌의 정보를 소뇌로 보내는 경로다. 다리뇌 등쪽의 가쪽에 크게 부푼 부분을 만든다.

⓱ 위소뇌다리
superior cerebellar peduncle
주로 소뇌핵에서 나와 중간뇌의 적색핵 또는 시상의 배쪽앞가쪽핵에 도달하는 섬유다발. 중간뇌의 아래둔덕의 위치에서 모든 섬유가 교차한다. 이를 위소뇌다리교차라고 한다.

⓲ 도르래신경(4번 뇌신경)
trochlear nerve
바깥눈근육 중에서 위빗근을 지배하는 신경으로, 뇌신경에서 유일하게 뇌줄기의 등쪽으로부터 나온다.

⓳ 안쪽무릎체
medial geniculate body
사이뇌의 등쪽에 돌출된 조직. 청각을 전달하는 섬유를 중계해 겉질의 청각영역으로 보낸다.

⓴ 시상베개
pulvinar
시상 가장 뒤쪽에서 중간뇌의 등쪽으로 뻗어 나온다. 주로 시각의 통합에 관여한다.

㉑ 솔방울샘
pineal gland
사이뇌의 등쪽 조직이 가쪽으로 돌출되어 생긴 내분비조직. 멜라토닌을 분비한다.

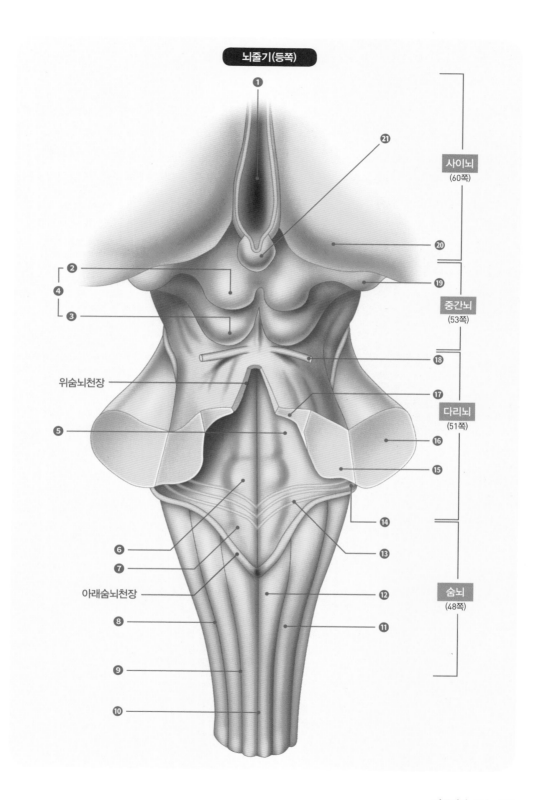

사이뇌
(60쪽)

중간뇌
(53쪽)

다리뇌
(51쪽)

숨뇌
(48쪽)

위숨뇌천장

아래숨뇌천장

뇌줄기의 구성 ③

위치와 특징

뇌의 배쪽면에서 뇌줄기의 다양한 영역을 볼수 있다. 사이뇌(60쪽)의 시상하부 배쪽면이 시각교차 뒤쪽에 있으며 중간뇌에는 V자 모양으로 배열된 대뇌다리가 있다. 다리뇌의 배쪽은 크게 튀어나와 있다. 숨뇌 배쪽에는 척추몸통과 올리브라는 뚜렷한 융기가 있다. 뇌줄기에는 다양한 뇌신경핵이 있다. 그곳에서 나온 뇌신경의 뿌리가 뇌줄기의 배쪽 또는 가쪽에서 좌우 대칭으로 나와 있다.

❶ 앞관통질
시상하부의 머리쪽에 있는 대뇌겉질. 많은 혈관이 관통한다.

❷ 유두체
사이뇌바닥 부분에 있는 좌우대칭의 반구형 돌출부. 해마에서 나온 대뇌 활꼴섬유가 끝나는 곳이다. 기억에 관여한다고 알려져 있으며 사이뇌의 꼬리쪽 끝부분이다.

❸ 시각로
optic tract
시각신경이 사이뇌를 통과하는 부분이다.

❹ 대뇌다리
crus cerebri
대뇌겉질에서 내려가는 운동신경섬유는 속섬유막을 지나 대뇌를 나온 뒤 대뇌다리를 만든다. 좌우 반구에서 온 섬유가 중간뇌에서 V자 모양으로 배열된다.

❺ 중간뇌
mesencephalon
중간뇌의 배쪽에는 대뇌다리가 있다. 대뇌다리 안쪽에서 한 쌍의 눈돌림신경이 나온다.

❻ 다리뇌
pons
뇌줄기에서 중간뇌와 숨뇌의 사이 부분으로 배쪽이 크게 돌출되어 있다. 이 속에는 대뇌에서 나온 겉질다리뇌섬유가 끝나는 다리뇌핵, 그곳에서 나와 반대쪽 소뇌로 향하는 다리뇌가로섬유, 피라미드로섬유다발 등이 포함된다.

❼ 갓돌림신경(6번 뇌신경)
abducent nerve
눈근육 중 가쪽곧은근을 관장한다.

❽ 올리브
olive
피라미드 가쪽에 있는 돌출부. 안쪽에는 아래올리브핵이 있다.

❾ 피라미드
pyramid
숨뇌 배쪽 정중선을 끼고 있는 두 줄의 돌출부. 내부는 맘대로 운동을 명령하는 피라미드로섬유가 지나간다.

❿ 피라미드교차
pyramidal decussation
피라미드로섬유는 숨뇌 하부인 이곳에서 교차한 뒤 반대쪽 척수를 내려간다. 배쪽에서 관찰하면 숨뇌 배쪽 정중부에 그림처럼 피라미드교차를 볼 수 있다.

⓫ 1번 목신경 앞뿌리

⓬ 혀밑신경(12번 뇌신경)
hypoglossal nerve
숨뇌의 혀밑신경핵에서 나오는 신경으로 혀를 움직이는 역할을 한다.

⓭ 더부신경(11번 뇌신경)
accessory nerve
목척수 상부와 숨뇌에서 나온 운동신경이 합쳐져 더부신경이 된다. 더부신경의 주요 부분은 목척수에서 나오는데 이를 척수뿌리라고 한다. 목빗근과 등세모근을 움직인다.

⓮ 미주신경(10번 뇌신경)
vagus nerve
심장과 소화관 등을 관장하는 부교감신경과 인두, 입천장, 후두의 근육을 관장하는 운동신경 섬유 및 미각섬유를 포함한다.

⓯ 혀인두신경(9번 뇌신경)
glossopharyngeal nerve
인두 등의 몸감각과 혀의 미각을 전달한다. 침샘 중 귀밑샘의 분비를 관장한다.

⓰ 속귀신경(8번 뇌신경)
vestibulocochlear nerve
속귀의 안뜰기관에서 감지한 평형감각과 달팽이관에서 파악한 청각정보를 전달한다. 평형감각은 안뜰핵에서, 청각은 달팽이신경핵에서 끝난다.

⓱ 얼굴신경(7번 뇌신경)
facial nerve
얼굴근육, 혀밑샘, 턱밑샘, 눈물샘의 분비를 관장하며 그 밖에도 혀 앞 2/3의 미각을 전달한다. 얼굴신경핵에서 나오는 운동신경과 부교감신경, 미각섬유를 포함하는 중간신경으로 구성된다.

⓲ 삼차신경(5번 뇌신경)
trigeminal nerve
다리뇌에서 나오는 가장 큰 뇌신경으로 눈신경, 위턱신경, 아래턱신경으로 나뉜다. 얼굴감각 및 씹기근육의 운동을 관장한다.

⓳ 도르래신경(4번 뇌신경)
trochlear nerve
중간뇌 아래둔덕 위치에서 등쪽으로 나와 뇌줄기의 배쪽으로 돌아들어 눈확에 이른다. 위빗근의 운동을 관장한다.

⓴ 눈돌림신경(3번 뇌신경)
oculomotor nerve
중간뇌의 눈돌림신경핵에서 나온다. 여섯 종류의 바깥눈근육 가운데 안쪽곧은근, 위곧은근, 아래곧은근, 아래빗근을 관장한다. 또한 섬모체근(원근 조절)과 홍채의 동공조임근(동공빛반사)을 관장하는 부교감신경을 포함한다.

㉑ 깔때기
시상하부 바닥에서 뇌하수체로 가는 곳에 있다.

㉒ 시각교차
optic chiasm
좌우 시각신경 중 망막 안쪽에서 나온 섬유는 한가운데에서 교차해 반대쪽 가쪽무릎체로 향한다.

㉓ 시각신경(2번 뇌신경)
optic nerve
망막에 있는 망막신경절세포의 축삭이 만드는 신경다발. 전달된 시각정보는 시상의 가쪽무릎체에서 중계되어 뒤통수엽의 시각영역으로 간다.

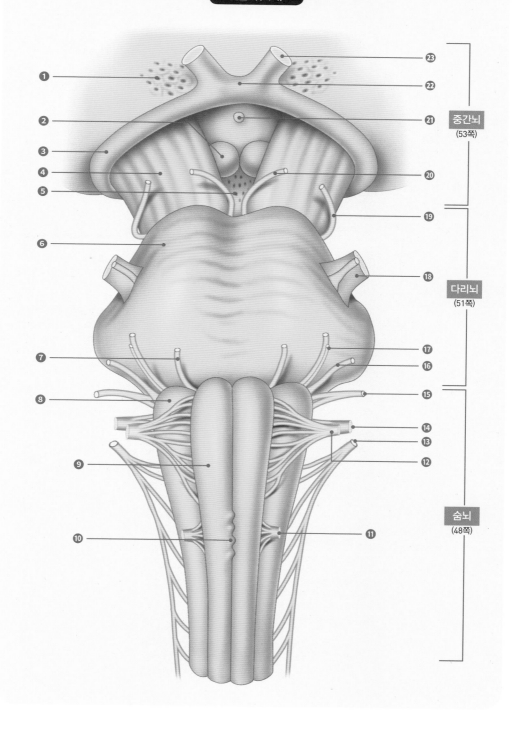

중간뇌
(53쪽)

다리뇌
(51쪽)

숨뇌
(48쪽)

뇌줄기의 뇌신경핵

위치와 특징

오른쪽 그림은 뇌줄기의 뇌신경핵을 뇌줄기 등쪽 표면에 투영한 모식도다. 척수에서 운동성인 앞뿔은 배쪽에, 감각성인 뒤뿔은 등쪽에 있다. 뇌줄기에서는 운동신경핵이 대체로 안쪽에, 감각신경핵이 가쪽에 분포한다.

❶ 삼차신경중간뇌핵
mesencephalic nucleus of trigeminal nerve
다리뇌에서 중간뇌에 이르는 긴 신경핵. 여기에서 나온 섬유는 삼차신경운동뿌리로 들어와 씹기근육에 분포하면서 그 고유 감각을 전달한다. 척수신경절의 세포에 해당하는 감각신경세포로 이뤄져 있으며 씹기운동을 조절한다.

❷ 삼차신경주감각핵
principal sensory nucleus of trigeminal nerve
삼차신경절의 신경세포가 전달하는 얼굴의 섬세한 촉압각을 중계한다.

❸ 안뜰핵
vestibular nuclei
속귀에 있는 안뜰기관(세반고리관, 타원주머니평형반, 둥근주머니평형반)의 평형감각을 중계한다.

❹ 달팽이신경핵
cochlear nuclei
속귀의 달팽이관에 있는 나선신경절세포가 전달하는 청각을 중계한다.

❺ 삼차신경척수핵
spinal nucleus of trigeminal nerve
다리뇌에서 척수 위까지 뻗어 있는 긴 신경핵. 머리 부분의 몸감각을 중계한다. 삼차신경의 감각신경섬유는 다리뇌에서 뇌로 들어가면 아래로 가다 이 신경핵에서 끝난다. 척수핵 상부는 섬세한 촉압각을, 하부는 통각과 온도감각을 중계한다.

❻ 고립로핵
solitary nucleus
숨뇌 상부에 있는 신경핵. 내장감각과 미각을 중계한다.

❼ 널판핵
gracile nucleus
척수를 타고 올라온 하반신의 섬세한 촉압각을 중계한다. 단, 널판핵은 뇌신경의 중계핵이 아니다.

❽ 쐐기핵
cuneate nucleus
척수를 타고 올라온 상반신(머리 부분 제외)의 섬세한 촉압각을 중계한다. 단, 쐐기핵은 뇌신경의 중계핵이 아니다.

❾ 더부신경핵(11번 뇌신경)
accessory nucleus
더부신경에는 숨뇌뿌리와 척수뿌리가 있다. 숨뇌뿌리는 의문핵의 꼬리 부분에서, 척수뿌리는 더부신경 척수핵에서 나오며 1번 목분절에서 5번 또는 6번 목분절까지 뻗어 있다. 더부신경은 목빗근과 등세모근을 관장한다.

❿ 미주신경등쪽핵
dorsal nucleus of vagus nerve
소화관의 운동과 샘분비를 관장하는 부교감신경계의 신경핵.

⓫ 혀밑신경핵(12번 뇌신경)
hypoglossal nucleus
혀를 움직이는 운동신경핵.

⓬ 의문핵
nucleus ambiguus
인두 및 발성에 필요한 후두의 근육을 관장하는 운동신경섬유를 낸다. 이들 섬유는 미주신경에 포함된다.

⓭ 얼굴신경핵(7번 뇌신경)
facial nucleus
얼굴근육을 관장하는 운동신경핵.

⓮ 갓돌림신경핵(6번 뇌신경)
abducent nucleus
눈근육의 가쪽곧은근을 관장하는 핵.

⓯ 삼차신경운동핵
motor nucleus of trigeminal nerve
아래턱신경의 일부인 씹기근육의 운동을 관장하는 섬유를 낸다.

⓰ 도르래신경교차
decussation of trochlear nerve
도르래신경은 중간뇌 등쪽에서 교차해 배쪽으로 향한다.

⓱ 도르래신경핵(4번 뇌신경)
trochlear nucleus
바깥눈근육 중 위빗근을 관장하는 운동신경핵.

⓲ 눈돌림신경핵과 덧눈돌림신경핵(3번 뇌신경)
oculomotor nerve and accessory nucleus of oculomotor nerve
눈돌림신경핵은 몸운동핵에서 바깥눈근육 중 안쪽곧은근, 위곧은근, 아래곧은근, 아래빗근을 관장한다. 덧눈돌림신경핵은 눈돌림신경핵의 안쪽 부분에 인접한 부교감신경섬유의 시작핵이다.(54쪽 참조) 여기서 나온 섬유는 안구의 섬모체근과 동공조임근을 관장한다.

뇌신경핵 중 감각신경핵은 파란색, 운동신경핵은 빨간색으로 표시했다.

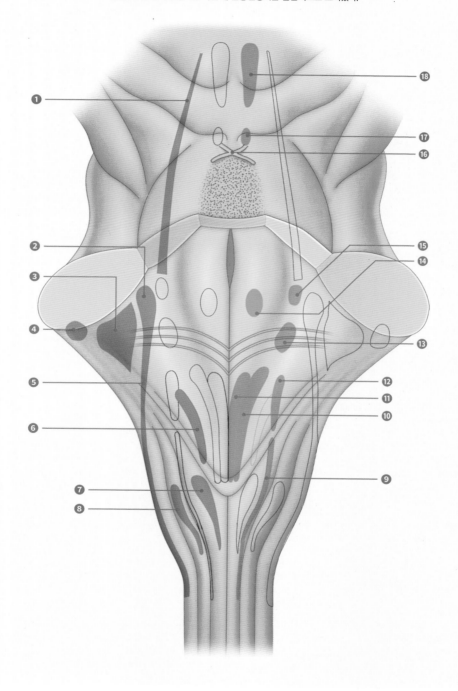

숨뇌 상부 *rostral part of medulla oblongata*

위치와 특징

오른쪽 그림은 숨뇌의 상부, 즉 다리뇌에 가까운 부분을 가로로 자른 모습이다. 배쪽 정중선 양쪽에 피라미드가 있고, 그 등쪽에 올리브핵이 보인다. 이 위치에서는 안쪽섬유띠가 세로로 배열되어 있다. 등쪽에서는 안쪽에 혀밑신경핵과 미주신경의 등쪽핵을 비롯한 운동신경핵이 있고, 고립로핵과 안뜰핵 등 감각신경핵은 가쪽에 있다. 등쪽은 넷째뇌실과 맞닿아 있으며 열려 있다.

❶ 안쪽세로다발
medial longitudinal fasciculus
뇌실 바로 아래의 정중선 양쪽을 세로로 지나가는 섬유다발. 눈운동에 관여하는 섬유가 지나간다.

❷ 혀밑신경핵
hypoglossal nucleus
넷째뇌실과 맞닿아 있으며 숨뇌 등쪽, 정중선 양쪽에 있다. 혀를 움직이는 혀밑신경을 낸다.

❸ 미주신경등쪽핵
dorsal nucleus of vagus nerve
미주신경에 포함되는 내장운동성 부교감신경섬유(소화관 운동과 샘분비를 주관)를 낸다.

❹ 의문핵
nucleus ambiguus
운동신경핵이며 섬유는 미주신경에 포함된다. 인두, 식도, 물렁입천장 등의 가로무늬근과 후두의 근육을 관장하고 삼킴 및 발성 운동도 통제한다.

❺ 적색척수로
rubrospinal tract
피라미드바깥로계통의 운동신경섬유.

❻ 등쪽올리브핵
dorsal accessory olivary nucleus
안쪽덧올리브핵과 함께 계통발생학적으로 오래된 올리브핵에 속한다. 등쪽올리브핵은 소뇌의 앞엽 벌레 부분과 이어져 있다.

❼ 아래올리브핵
inferior olivary nuleus
척수와 중간뇌의 적색핵에서 나온 섬유를 받는다. 올리브핵에서 시작된 섬유는 숨뇌 안에서 교차해 아래소뇌다리를 지나 반대쪽 소뇌에 이른다. 새소뇌와 연결되며 운동 기능을 조절한다.

❽ 혀밑신경(12번 뇌신경)
hypoglossal nerve
숨뇌 배쪽에서 혀밑신경관을 지나 머리뼈를 나온다. 혀를 움직이는 역할을 한다.

❾ 피라미드
pyramid
대뇌겉질의 운동영역에서 나와 맘대로운동을 명령하는 피라미드로섬유의 내림로. 위쪽은 다리뇌의 다리뇌세로다발, 아래쪽은 피라미드교차를 통해 반대쪽으로 넘어가 척수의 가쪽겉질척수로로 이어진다.

❿ 안쪽덧올리브핵
medial accessory olivary nucleus
올리브핵은 주름진 주머니 구조를 띠며 입구는 안쪽을 향해 있다. 안쪽과 등쪽에 덧올리브핵이 있으며 이를 통틀어서 아래올리브핵이라고 한다. 안쪽덧올리브핵은 소뇌벌레 부분과 타래, 작은결절엽과 연결된다.

⓫ 안쪽섬유띠
medial lemniscus
숨뇌 하부의 뒤섬유기둥핵에서 중계된 섬세한 촉압각을 전달하는 신경로. 시상으로 이어진다. 세로로 길게 배열되어 있으며 등쪽이 상반신, 배쪽이 하반신의 섬유다.

⓬ 미주신경(10번 뇌신경)
vagus nerve
소화관에 분포하는 부교감신경과 후두의 근육을 관장하는 운동신경 및 미각섬유 등을 포함한다. 숨뇌 가쪽에서 목정맥구멍을 지나 머리뼈로 나온다.

⓭ 척수시상로
spinothalamic tract
몸통과 팔다리의 통각 및 온도감각을 전달한다.

⓮ 앞척수소뇌로
anterior spinocerebellar tract
고유감각을 소뇌로 전달하는 신경로의 하나.

⓯ 아래소뇌다리
inferior cerebellar peduncle
척수와 숨뇌의 올리브핵에서 소뇌로 향하는 섬유. 덧쐐기핵소뇌로와 뒤척수소뇌로의 섬유를 포함한다.

⓰ 삼차신경척수로
spinal tract of trigeminal nerve
얼굴의 통각과 온도감각을 전달하는 신경로.

⓱ 삼차신경척수핵
spinal nucleus of trigeminal nerve
삼차신경척수로섬유를 중계해 이차신경세포를 시상으로 보낸다.

⓲ 안뜰핵
vestibular nuclei
속귀의 안뜰기관에서 받은 정보를 중계해 섬유를 소뇌로 보낸다. 자세 유지에 관여한다.

⓳ 고립로
solitary fasciculus
얼굴신경, 혀인두신경, 미주신경에 포함되는 미각섬유 및 내장감각을 전달하는 섬유를 포함한다.

⓴ 고립로핵
solitary nucleus
미각을 전달하는 섬유는 모두 고립로핵에서 끝난다. 이차신경세포는 시상에 도달한다. 내장감각을 중계한다.

㉑ 그물체
reticular formation
척수에서 중간뇌에 걸쳐 보이는 구조로, 섬유그물 속에 신경세포가 불규칙하게 배치되어 있다. 뇌줄기의 그물체는 숨뇌그물체, 다리뇌그물체, 중간뇌그물체로 나뉘어 다양한 뇌 부위 및 척수와 연결된다. 그물체는 섬유를 시상으로 보내고, 섬유는 시상에서 더 넓게 대뇌겉질에 투사한다. 특히 숨뇌그물체는 호흡중추, 혈관운동중추 등 생명 유지에 중요한 기능의 중추다.

뇌줄기(뇌의 시상단면)

숨뇌 상부(미주신경이 나오는 높이의 가로단면)

피라미드로섬유는 분홍색, 몸 및 특수 내장운동핵은 빨간색, 감각신경섬유는 하늘색, 감각신경섬유의 중계핵은 파란색으로 표시했다. 회색은 그 밖의 주요 구조를 나타낸다.(55쪽까지 동일)

숨뇌 하부 *caudal part of medulla oblongata*

위치와 특징

숨뇌 하부는 등쪽에 발달한 널판다발과 쐐기다발이 있으며 이 섬유를 중계하는 널판핵과 쐐기핵이 있다. 피라미드교차는 배쪽에 위치한다. 척수의 앞뿔에 해당하는 부위에는 더부신경 척수핵의 머리쪽 끝이 보인다.

숨뇌 하부(피라미드교차 높이의 가로단면)

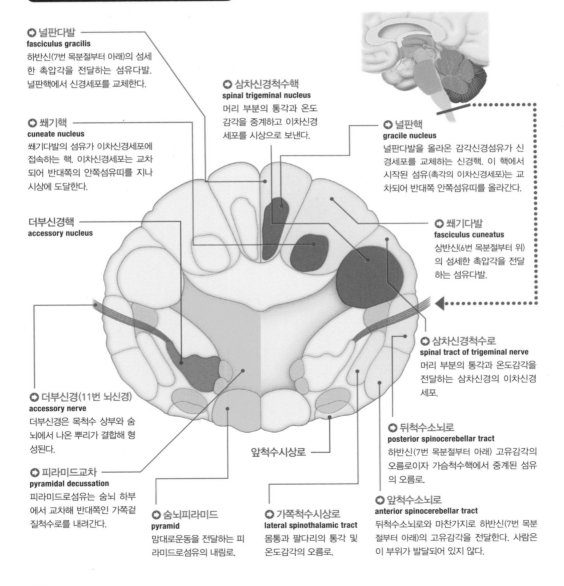

⊙ 널판다발
fasciculus gracilis
하반신(7번 목분절부터 아래)의 섬세한 촉압각을 전달하는 섬유다발. 널판핵에서 신경세포를 교체한다.

⊙ 쐐기핵
cuneate nucleus
쐐기다발의 섬유가 이차신경세포에 접속하는 핵. 이차신경세포는 교차되어 반대쪽의 안쪽섬유띠를 지나 시상에 도달한다.

더부신경핵
accessory nucleus

⊙ 삼차신경척수핵
spinal trigeminal nucleus
머리 부분의 통각과 온도감각을 중계하고 이차신경세포를 시상으로 보낸다.

⊙ 널판핵
gracile nucleus
널판다발을 올라온 감각신경섬유가 신경세포를 교체하는 신경핵. 이 핵에서 시작된 섬유(촉각의 이차신경세포)는 교차되어 반대쪽 안쪽섬유띠를 올라간다.

⊙ 쐐기다발
fasciculus cuneatus
상반신(6번 목분절부터 위)의 섬세한 촉압각을 전달하는 섬유다발.

⊙ 더부신경(11번 뇌신경)
accessory nerve
더부신경은 목척수 상부와 숨뇌에서 나온 뿌리가 결합해 형성된다.

⊙ 피라미드교차
pyramidal decussation
피라미드로섬유는 숨뇌 하부에서 교차해 반대쪽인 가쪽겉질척수로를 내려간다.

⊙ 숨뇌피라미드
pyramid
맘대로운동을 전달하는 피라미드로섬유의 내림로.

앞척수시상로

⊙ 가쪽척수시상로
lateral spinothalamic tract
몸통과 팔다리의 통각 및 온도감각의 오름로.

⊙ 삼차신경척수로
spinal tract of trigeminal nerve
머리 부분의 통각과 온도감각을 전달하는 삼차신경의 이차신경세포.

⊙ 뒤척수소뇌로
posterior spinocerebellar tract
하반신(7번 목분절부터 아래) 고유감각의 오름로이자 가슴척수핵에서 중계된 섬유의 오름로.

⊙ 앞척수소뇌로
anterior spinocerebellar tract
뒤척수소뇌로와 마찬가지로 하반신(7번 목분절부터 아래)의 고유감각을 전달한다. 사람은 이 부위가 발달되어 있지 않다.

다리뇌 하부 *caudal part of pons*

위치와 특징

다리뇌의 배쪽은 사람에게 잘 발달된 부분이다. 중간뇌인 대뇌다리에서 이어지는 피라미드로섬유, 겉질다리뇌섬유 및 다리뇌핵의 신경세포, 여기에서 나와 소뇌(56쪽)로 향하는 다리뇌가로섬유 등으로 이뤄져 있다. 다리뇌는 가쪽으로 뻗는 중간소뇌다리를 통해 소뇌와 연결된다.

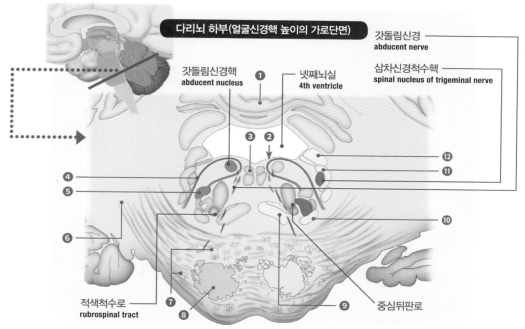

다리뇌 하부(얼굴신경핵 높이의 가로단면)

갓돌림신경핵
abducent nucleus ①

넷째뇌실
4th ventricle

갓돌림신경
abducent nerve

삼차신경척수핵
spinal nucleus of trigeminal nerve

③ ②

⑫

⑪

④
⑤

⑩

⑥

적색척수로
rubrospinal tract

⑦

⑧

⑨

중심뒤판로

① 소뇌벌레
cerebellar vermis
소뇌의 좌우 반구 사이에 있는 정중앙 부분.

② 얼굴신경둔덕
facial colliculus
얼굴신경이 갓돌림신경핵을 돌아드는 위치에 있는 넷째뇌실바닥의 융기.

③ 안쪽세로다발
눈운동에 관여하는 섬유가 지나간다. 소뇌, 안뜰핵과 연결된다.

④ 얼굴신경(7번 뇌신경)
facial nerve
얼굴신경핵에서 나온 섬유는 일단 등쪽을 향하며 갓돌림신경핵을 돌아 들어간다. 그 뒤 다리뇌가쪽으로 나온다.

⑤ 얼굴신경핵
facial nucleus
얼굴신경에 포함되는 몸운동섬유를 내는 운동핵.

⑥ 중간소뇌다리
middle cerebella peduncle
다리뇌핵에서 시작해 반대쪽 소뇌로 향하는 섬유다발이 만든다.

⑦ 다리뇌가로섬유와 다리뇌핵
겉질다리뇌로섬유가 끝나는 다리뇌핵세포의 축삭이 교차되어 반대쪽 소뇌에 도달한다. 이때 다리뇌를 횡단하는 섬유다발을 다리뇌가로섬유라고 한다.

⑧ 다리뇌세로다발
longitudinal pontine bundle
다리뇌를 지나는 피라미드로섬유.

⑨ 안쪽섬유띠
medial lemniscus
섬세한 촉압각의 오름로. 숨뇌뒤섬유기둥핵에서 나와 시상로로 향한다. 이 경로는 몸통과 팔다리의 촉각을 전달한다. 삼차신경에서 발생한 머리 부분의 촉각은 배쪽 삼차신경시상로(53쪽)를 지나간다.

⑩ 가쪽척수시상로
lateral spinothalamic tract
몸통과 팔다리의 통각 및 온도감각의 오름로.

⑪ 삼차신경척수로
spinal tract of trigeminal nerve
머리 부분의 통각과 온도감각을 전달하는 삼차신경의 일차신경세포.

⑫ 안뜰핵
vestibular nuclei
속귀의 안뜰핵에서 받은 정보를 중계해 양쪽 소뇌의 타래와 작은결절로 보낸다. 몸의 평형 유지에 관여하는 신경핵이다.

다리뇌 상부 *rostral part of pons*

위치와 특징

중간뇌에 가까운 다리뇌 상부는 배쪽이 크게 발달해 단면의 2/3 정도를 차지한다. 배쪽에 보이는 구조는 다리뇌 하부(51쪽)와 마찬가지로 다리뇌핵, 다리뇌가로섬유, 다리뇌세로다발이 다. 등쪽의 뒤판에는 안쪽섬유띠, 척수시상로, 위소뇌다리, 가쪽섬유띠, 도르래신경 등이 있다. 넷째뇌실은 아직 크게 벌어지지 않으며 중간뇌수도관으로 이어지는 좁은 뇌실이 보인다.

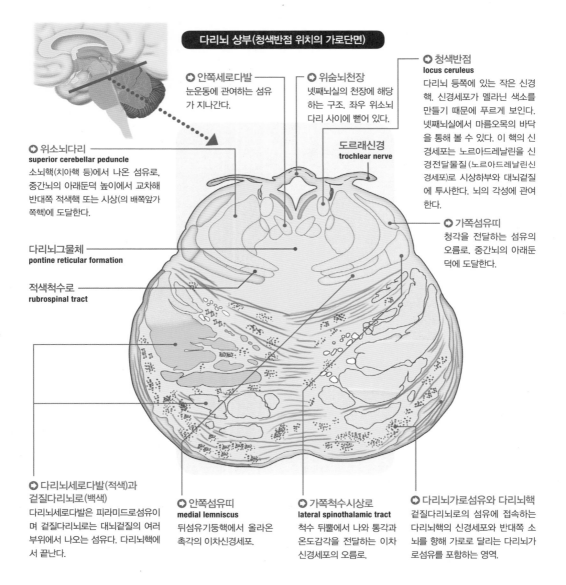

다리뇌 상부(청색반점 위치의 가로단면)

○ **안쪽세로다발**
눈운동에 관여하는 섬유가 지나간다.

○ **위숨뇌천장**
넷째뇌실의 천장에 해당하는 구조. 좌우 위소뇌다리 사이에 뻗어 있다.

○ **청색반점**
locus ceruleus
다리뇌 등쪽에 있는 작은 신경핵. 신경세포가 멜라닌 색소를 만들기 때문에 푸르게 보인다. 넷째뇌실에서 마름오목의 바닥을 통해 볼 수 있다. 이 핵의 신경세포는 노르아드레날린을 신경전달물질(노르아드레날린신경세포)로 시상하부와 대뇌겉질에 투사한다. 뇌의 각성에 관여한다.

○ **도르래신경**
trochlear nerve

○ **위소뇌다리**
superior cerebellar peduncle
소뇌핵(치아핵 등)에서 나온 섬유로, 중간뇌의 아래둔덕 높이에서 교차해 반대쪽 적색핵 또는 시상(의 배쪽앞쪽핵)에 도달한다.

다리뇌그물체
pontine reticular formation

적색척수로
rubrospinal tract

○ **가쪽섬유띠**
청각을 전달하는 섬유의 오름로. 중간뇌의 아래둔덕에 도달한다.

○ **다리뇌세로다발(적색)과 겉질다리뇌로(백색)**
다리뇌세로다발은 피라미드로섬유이며 겉질다리뇌로는 대뇌겉질의 여러 부위에서 나오는 섬유다. 다리뇌핵에서 끝난다.

○ **안쪽섬유띠**
medial lemniscus
뒤섬유기둥핵에서 올라온 촉각의 이차신경세포.

○ **가쪽척수시상로**
lateral spinothalamic tract
척수 뒤뿔에서 나와 통각과 온도감각을 전달하는 이차신경세포의 오름로.

○ **다리뇌가로섬유와 다리뇌핵**
겉질다리뇌로의 섬유에 접속하는 다리뇌핵의 신경세포와 반대쪽 소뇌를 향해 가로로 달리는 다리뇌가로섬유를 포함하는 영역.

중간뇌 하부 *caudal part of mesencephalon*

위치와 특징

아래 그림은 중간뇌 아래둔덕 높이의 가로단면이다. 등쪽에 아래둔덕이 튀어나와 있고, 그중에는 청각의 중계핵인 아래둔덕핵이 있다. 중간뇌수도관 아래쪽에는 한 쌍의 도르래신경핵이 있다. 중앙에 있는 큰 백색질은 위소뇌다리교차이며 그 배쪽에 안쪽섬유띠와 흑색질이 보인다. 배쪽으로 돌출된 대뇌다리는 피라미드로섬유와 겉질다리뇌섬유를 포함한다.

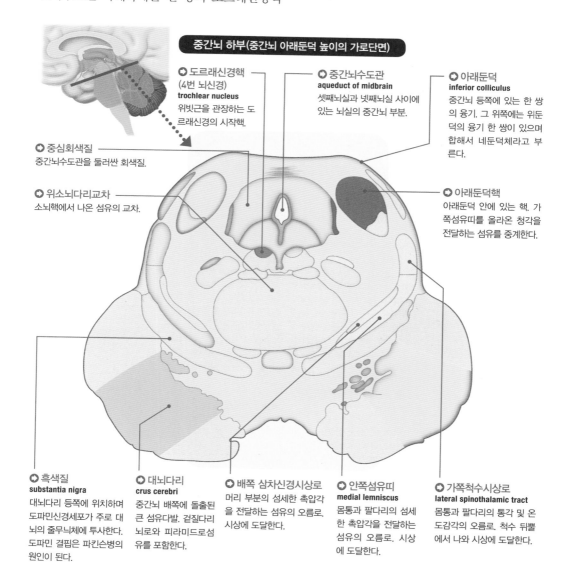

중간뇌 하부(중간뇌 아래둔덕 높이의 가로단면)

◯ 도르래신경핵
(4번 뇌신경)
trochlear nucleus
위빗근을 관장하는 도르래신경의 시작핵.

◯ 중간뇌수도관
aqueduct of midbrain
셋째뇌실과 넷째뇌실 사이에 있는 뇌실의 중간뇌 부분.

◯ 아래둔덕
inferior colliculus
중간뇌 등쪽에 있는 한 쌍의 융기. 그 위쪽에는 위둔덕의 융기 한 쌍이 있으며 합해서 네둔덕체라고 부른다.

◯ 중심회색질
중간뇌수도관을 둘러싼 회색질.

◯ 위소뇌다리교차
소뇌핵에서 나온 섬유의 교차.

◯ 아래둔덕핵
아래둔덕 안에 있는 핵. 가쪽섬유띠를 올라온 청각을 전달하는 섬유를 중계한다.

◯ 흑색질
substantia nigra
대뇌다리 등쪽에 위치하며 도파민신경세포가 주로 대뇌의 줄무늬체에 투사한다. 도파민 결핍은 파킨슨병의 원인이 된다.

◯ 대뇌다리
crus cerebri
중간뇌 배쪽에 돌출된 큰 섬유다발. 겉질다리뇌로와 피라미드로섬유를 포함한다.

◯ 배쪽 삼차신경시상로
머리 부분의 섬세한 촉압각을 전달하는 섬유의 오름로. 시상에 도달한다.

◯ 안쪽섬유띠
medial lemniscus
몸통과 팔다리의 섬세한 촉압각을 전달하는 섬유의 오름로. 시상에 도달한다.

◯ 가쪽척수시상로
lateral spinothalamic tract
몸통과 팔다리의 통각 및 온도감각의 오름로. 척수 뒤뿔에서 나와 시상에 도달한다.

중간뇌 상부 *rostral part of mesencephalon*

위치와 특징

중간뇌 상부의 등쪽에는 시각반사에 관여하는 한 쌍의 융기인 위둔덕이 있다. 중심회색질 밑에는 눈돌림신경핵이, 그 등쪽에는 부교감신경 섬유를 내보내는 덧눈돌림신경핵이 있다. 큰 원형의 적색핵이 흑색질 등쪽에 있으며 적색핵 가쪽에는 안쪽섬유띠, 안쪽섬유띠 가쪽에는 가쪽척수시상로가 있다. 대뇌다리는 아래둔덕 높이와 비교해 좌우로 크게 벌어져 있다. 대뇌다리 쪽으로 적색핵 안쪽을 지나는 눈돌림신경이 나온다.

❶ 덧눈돌림신경핵(에딩거 베스트팔핵)
accessory oculomotor nucleus (Edinger-Westphal nucleus)
눈돌림신경에 포함되는 부교감신경의 신경절이전섬유를 내는 핵. 바깥눈근육을 관장하는 눈돌림신경핵의 등쪽 안쪽에 있다. 눈확 안의 섬모체신경절에서 신경세포를 교체하며 신경절이후섬유는 홍채의 동공조임근과 섬모체근에 분포한다.

❷ 눈돌림신경핵
oculomotor nucleus
눈운동을 관장하는 섬유를 낸다. 눈돌림신경(3번 뇌신경)에 포함된다.

❸ 중심회색질
중간뇌수도관을 둘러싼 회색질. 공포나 스트레스에 반응하는 자율신경반사와 통각 조절 등에 관여한다.

❹ 안쪽세로다발
medial longitudinal fasciculs
속귀의 안뜰기관에서 파악한 몸의 움직임에 관련된 정보를 눈돌림신경핵으로 전달하는 신경로.

❺ 마루점·뒤통수·관자다리뇌로
마루엽(두정엽), 뒤통수엽(후두엽), 관자엽(측두엽)에서 다리뇌핵으로 향하는 겉질다리뇌섬유.

❻ 피라미드로
pyramidal tract
맘대로운동을 명령하는 운동신경섬유의 내림로. 겉질핵로와 겉질척수로가 있다.

❼ 이마다리뇌로
이마엽에서 다리뇌핵으로 향하는 섬유. 맘대로운동을 조절한다.

❽ 대뇌다리
crus cerebri
배쪽으로 뻗어 나온 백색질. 위쪽은 속섬유막, 아래쪽은 다리뇌세로다발로 이어진다. 안쪽에서 가쪽을 향해 이마다리뇌로(이마엽겉질에서 다리뇌로), 겉질핵로(대뇌겉질의 운동영역에서 뇌줄기의 운동성 뇌신경핵으로), 겉질척수로(운동영역에서 척수 앞뿔로), 마루점, 뒤통수, 관자다리뇌로(마루엽, 뒤통수엽, 관자엽에서 다리뇌로)의 순으로 배열되어 있다.

❾ 눈돌림신경(3번 뇌신경)
oculomotor nerve
눈돌림신경핵에서 나오는 운동신경(안쪽곧은근, 위곧은근, 아래곧은근, 아래빗근을 관장)과 덧눈돌림신경핵에서 나오는 부교감신경섬유(동공조임근과 섬모체근을 관장)를 포함한다.

❿ 적색핵
red nucleus
중간뇌 상부에서 사이뇌 배쪽에 이르는 핵. 철을 포함하고 있어 붉게 보인다. 운동 조절을 담당하는 신경핵으로, 대뇌겉질과 소뇌 등에서 정보를 받아 숨뇌의 올리브핵으로 섬유를 보내고 척수에 적색척수로의 섬유를 낸다.

⓫ 배쪽 삼차신경시상로
머리 부분의 섬세한 촉압각을 전달하는 오름로.

⓬ 흑색질
substantia nigra
피라미드바깥로계통에 속하는 큰 핵으로, 대부분의 신경세포가 멜라닌 색소를 함유하고 있어 흑갈색을 띤다. 흑색질의 신경세포는 신경전달물질 역할을 하는 도파민을 방출하며 줄무늬체에 투사한다. 운동 조절에 관여한다.

⓭ 안쪽무릎체
medial geniculate body
청각을 중계하는 시상의 신경핵. 아래둔덕에서 정보를 받아 대뇌겉질의 청각영역으로 섬유를 보낸다.

⓮ 가쪽척수시상로
lateral spinothalamic tract
척수 뒤뿔에서 나온 통각과 온도감각의 이차신경세포가 통과하는 오름로. 시상에 도달한다.

⓯ 안쪽섬유띠
medial lemniscus
척수 뒤섬유기둥을 오르는 촉각을 전달하는 섬유에 접속한 숨뇌의 뒤섬유기둥핵(널판핵과 쐐기핵)의 이차신경세포가 통과하는 오름로. 시상에 도달한다.

⓰ 등쪽 삼차신경시상로
머리 부분의 거친 촉압각이 올라가는 오름로. 시상에 도달한다.

⓱ 위둔덕
superior colliculus
원시적인 척추동물에게는 주요 시각중추지만 사람의 경우 눈운동반사 및 동공빛반사에 관여한다.

⓲ 중간뇌수도관
aqueduct of midbrain
셋째뇌실과 넷째뇌실을 잇는다.

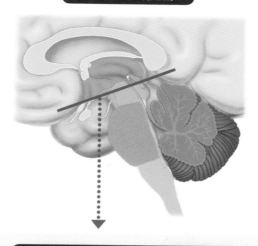

뇌줄기(뇌의 시상단면)

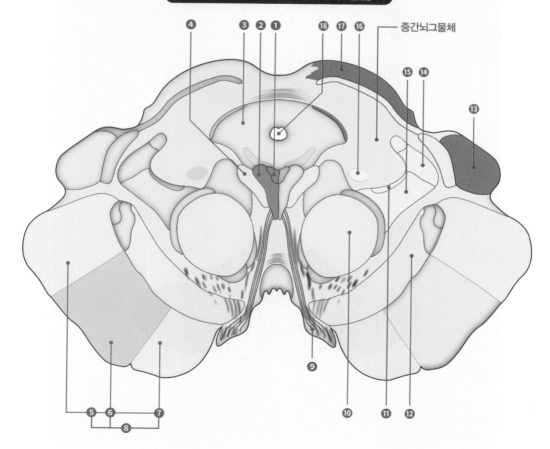

중간뇌 상부(중간뇌 위둔덕 높이의 가로단면)

중간뇌그물체

소뇌 *cerebellum*

위치와 특징

소뇌는 다리뇌의 등쪽이 크게 발달해 형성되며, 소뇌를 드나드는 신경다발로 이루어진 위·중간·아래소뇌다리를 통해 뇌줄기(40~45쪽)와 이어진다. 척수를 오르는 고유감각, 속귀의 평형감각, 대뇌겉질에서 받는 정보를 바탕으로 자세 유지와 운동 조절 등을 담당한다. 소뇌는 타래결절엽, 앞엽, 뒤엽의 세 영역으로 나뉘어 각각 고유의 기능을 한다.

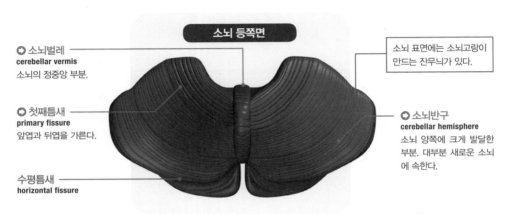

소뇌 등쪽면

○ **소뇌벌레**
cerebellar vermis
소뇌의 정중앙 부분.

○ **첫째틈새**
primary fissure
앞엽과 뒤엽을 가른다.

○ **수평틈새**
horizontal fissure

소뇌 표면에는 소뇌고랑이 만드는 잔무늬가 있다.

○ **소뇌반구**
cerebellar hemisphere
소뇌 양쪽에 크게 발달한 부분. 대부분 새로운 소뇌에 속한다.

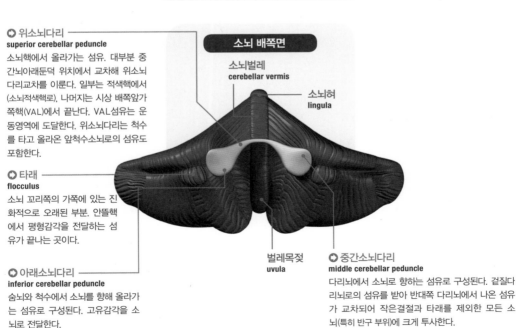

소뇌 배쪽면

○ **위소뇌다리**
superior cerebellar peduncle
소뇌핵에서 올라가는 섬유. 대부분 중간뇌아래둔덕 위치에서 교차해 위소뇌다리교차를 이룬다. 일부는 적색핵에서(소뇌적색핵로), 나머지는 시상 배쪽앞가쪽핵(VAL)에서 끝난다. VAL섬유는 운동영역에 도달한다. 위소뇌다리는 척수를 타고 올라온 앞척수소뇌로의 섬유도 포함한다.

소뇌벌레
cerebellar vermis

소뇌혀
lingula

○ **타래**
flocculus
소뇌 꼬리쪽의 가쪽에 있는 진화적으로 오래된 부분. 안뜰핵에서 평형감각을 전달하는 섬유가 끝나는 곳이다.

○ **아래소뇌다리**
inferior cerebellar peduncle
숨뇌와 척수에서 소뇌를 향해 올라가는 섬유로 구성된다. 고유감각을 소뇌로 전달한다.

벌레목젖
uvula

○ **중간소뇌다리**
middle cerebellar peduncle
다리뇌에서 소뇌로 향하는 섬유로 구성된다. 겉질다리뇌로의 섬유를 받아 반대쪽 다리뇌에서 나온 섬유가 교차되어 작은결절과 타래를 제외한 모든 소뇌(특히 반구 부위)에 크게 투사한다.

넷째뇌실을 앞뒤로 둥글게 감싸는 소뇌겉질을 오른쪽 그림과 같이 끄집어냈다고 가정하면 아래 그림처럼 겉질 전체를 평면적으로 볼 수 있다. 소뇌겉질은 계통발생학적으로 오래된 소뇌인 타래결절엽(원시적인 척추동물에게도 나타남)과 새로운 소뇌인 뒤엽(포유류에게만 나타남), 그 중간에 위치한 앞엽으로 구별된다. 소뇌는 반구가 좌우로 크게 돌출되어 있는데 이 부분이 새로운 소뇌에 해당한다. 한가운데 부분은 소뇌벌레라고 하며 비교적 오래된 소뇌에 속한다. 새로운 소뇌는 섬세한 운동의 조절을, 오래된 소뇌는 자세 유지와 근육의 긴장 조절을 담당한다.

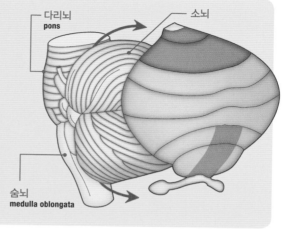

다리뇌
pons

소뇌

숨뇌
medulla oblongata

소뇌겉질의 구분

○ 첫째틈새
primary fissure
앞엽과 뒤엽을 구분한다.

○ 뒤가쪽틈새
posterolateral fissure
뒤엽과 작은결절을 구분하는 고랑.

수평틈새
horizontal fissure

중심소엽
central lobule

머리쪽

소뇌허
lingula

○ 앞엽
anterior lobe
옛소뇌(paleocerebellum) 부분에 해당한다. 척수소뇌로와 덧쐐기핵소뇌로를 경유해 고유감각의 수용기로부터 정보를 받는다. 근육 긴장을 유지시키는 기능을 한다.

소뇌벌레
cerebellar vermis

벌레몸통
pyramis

○ 타래
flocculus
원시소뇌(archicerebellum) 부분으로 소뇌 꼬리쪽의 가쪽에 있다.

○ 벌레목젖
uvula
벌레목젖과 벌레몸통은 옛소뇌에 속한다.

○ 타래결절엽
flocculonodular lobe
대체적으로 원시소뇌 부분에 해당한다. 안뜰신경의 정보를 바탕으로 몸의 평형 유지를 담당한다. 이 부위가 손상되면 걸을 때나 평형을 유지할 때 이상이 생겨 술 취한 사람처럼 걷게 되는데, 이를 원시소뇌 증후군이라고 한다.

꼬리쪽

○ 작은결절
nodulus
소뇌의 꼬리쪽 한가운데 있는 오래된 소뇌. 타래와 마찬가지로 안뜰핵에서 정보를 받아 자세를 통제한다.

○ 뒤엽
posterior lobe
새소뇌(neocerebellum) 부분에 해당한다. 겉질다리뇌로에 접속해 다리뇌소뇌섬유(이끼섬유)를 받는다. 대뇌겉질로 시작되는 정교한 운동의 조절에 관여하며, 숙련이 필요한 맘대로운동에 규칙적이고 원활한 근수축을 일으킨다.

소뇌의 조직

위치와 특징

소뇌겉질은 신경세포가 모이는 회색질, 속질은 신경섬유가 모이는 백색질이다. 백색질에는 소뇌핵이라 불리는 회색질이 있다. 소뇌겉질은 분자층, 푸르킨예세포층(조롱박세포층), 과립세포층으로 구성되며 부위별로 눈에 띄는 차이는 없다. 푸르킨예세포는 가지돌기가 잘 발달한 대형 세포로, 소뇌핵을 통해 소뇌에서 받은 정보를 뇌의 다른 부위로 보낸다.

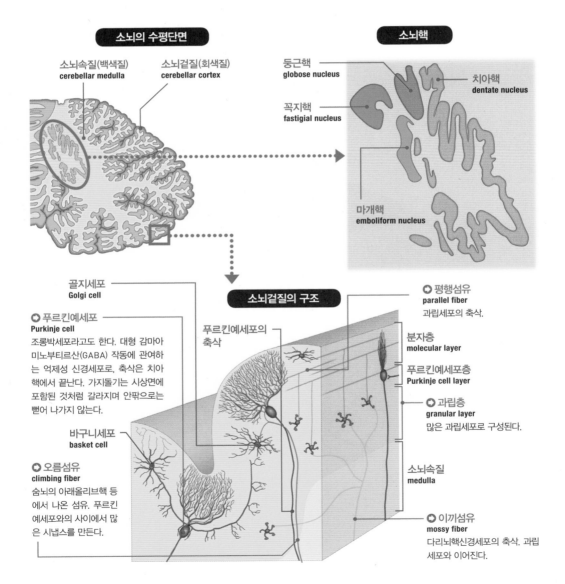

소뇌의 수평단면

소뇌속질(백색질)
cerebellar medulla

소뇌겉질(회색질)
cerebellar cortex

소뇌핵

둥근핵
globose nucleus

치아핵
dentate nucleus

꼭지핵
fastigial nucleus

마개핵
emboliform nucleus

골지세포
Golgi cell

○ 평행섬유
parallel fiber
과립세포의 축삭.

소뇌겉질의 구조

○ 푸르킨예세포
Purkinje cell
조롱박세포라고도 한다. 대형 감마아미노부티르산(GABA) 작동에 관여하는 억제성 신경세포로, 축삭은 치아핵에서 끝난다. 가지돌기는 시상면에 포함된 것처럼 갈라지며 안팎으로는 뻗어 나가지 않는다.

푸르킨예세포의
축삭

분자층
molecular layer

푸르킨예세포층
Purkinje cell layer

○ 과립층
granular layer
많은 과립세포로 구성된다.

바구니세포
basket cell

소뇌속질
medulla

○ 오름섬유
climbing fiber
숨뇌의 아래올리브핵 등에서 나온 섬유. 푸르킨예세포와의 사이에서 많은 시냅스를 만든다.

○ 이끼섬유
mossy fiber
다리뇌핵신경세포의 축삭. 과립세포와 이어진다.

제4장

사이뇌와 대뇌
Diencephalon and Cerebrum

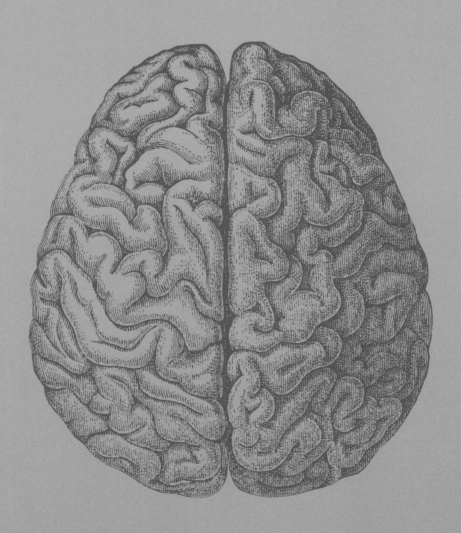

사이뇌 *diencephalon*

위치와 특징

사이뇌는 셋째뇌실 양쪽에 있으며 등쪽은 가쪽뇌실과 대뇌, 가쪽은 속섬유막과 접해 있다. 뒤부분의 배쪽은 중간뇌로 이어지며 앞부분은 뇌바닥의 일부가 된다. 또한 시상아래고랑에 의해 시상과 시상하부(64쪽)로 나뉜다. 시상은 여러 뇌 부위와 연결되어 이들의 중계핵 기능을 하는 동시에 감각의 중계핵 역할도 하는 중요한 영역이다. 시상하부는 자율신경계통의 중추다.

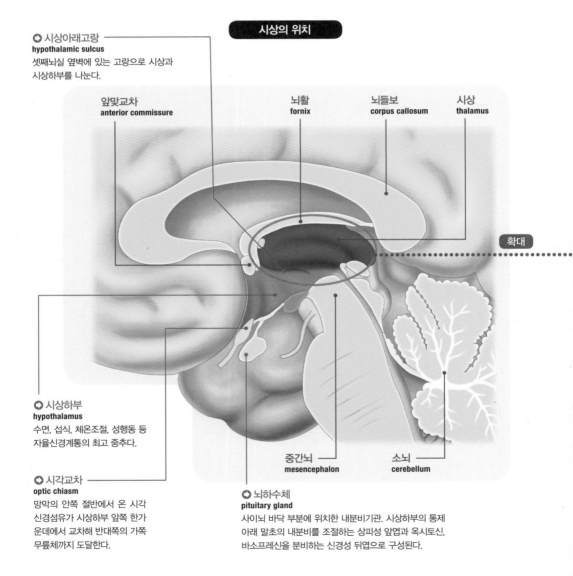

시상의 위치

◑ 시상아래고랑
hypothalamic sulcus
셋째뇌실 옆벽에 있는 고랑으로 시상과 시상하부를 나눈다.

앞맞교차
anterior commissure

뇌활
fornix

뇌들보
corpus callosum

시상
thalamus

확대

◑ 시상하부
hypothalamus
수면, 섭식, 체온조절, 성행동 등 자율신경계통의 최고 중추다.

◑ 시각교차
optic chiasm
망막의 안쪽 절반에서 온 시각 신경섬유가 시상하부 앞쪽 한가운데에서 교차해 반대쪽의 가쪽 무릎체까지 도달한다.

중간뇌
mesencephalon

소뇌
cerebellum

◑ 뇌하수체
pituitary gland
사이뇌 바닥 부분에 위치한 내분비기관. 시상하부의 통제 아래 말초의 내분비를 조절하는 상피성 앞엽과 옥시토신, 바소프레신을 분비하는 신경성 뒤엽으로 구성된다.

시상은 사이뇌 등쪽에 있는 좌우 한 쌍의 달걀 모양 회색질이다. 주요 기능은 다음과 같다.
❶ 감각의 중계핵(배쪽뒤안쪽핵, 배쪽뒤가쪽핵, 안쪽무릎체, 가쪽무릎체)
❷ 소뇌와 대뇌핵에서 온 운동 정보를 중계해 대뇌겉질로 보낸다.
❸ 의식을 유지한다.
단 감각 중에서 후각은 예외로, 후각망울에서 시상을 경유하지 않고 곧바로 후각영역으로 간다고 알려져 있다. 아래 그림은 왼쪽 시상을 가쪽 뒤에서 본 것이다.

시상의 구분

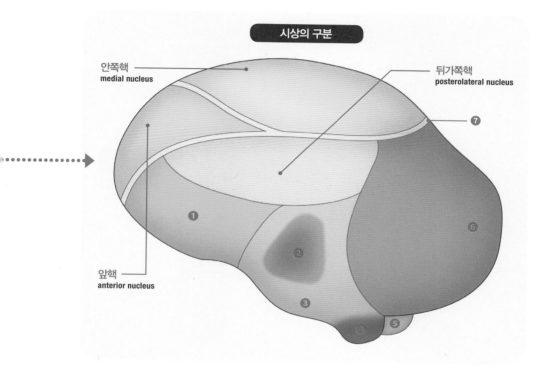

안쪽핵
medial nucleus

뒤가쪽핵
posterolateral nucleus

앞핵
anterior nucleus

---

❶ **배쪽앞가쪽핵**
ventral anterolateral
nucleus (VAL핵)
반대쪽 소뇌에서 나온 섬유가 위소뇌다리를 형성하고 중간뇌에서 교차해 이곳에서 끝난다. 대뇌겉질의 운동영역, 운동앞영역에 섬유를 보낸다. 소뇌가 운동을 조절하는 데 중요한 중계점이다.

❷ **배쪽뒤안쪽핵**
ventral posteromedial
nucleus (VPM핵)
삼차신경에 의해 전달된 머리부분 감각의 중계핵. 뇌줄기의 삼차신경 감각핵에서 오는 이차

신경세포가 여기에서 끝나고, 삼차신경세포는 속섬유막을 지나 겉질 감각영역에 이른다. 미각을 전달하는 신경도 여기에서 중계되어 겉질의 미각영역으로 간다. 자세한 위치는 62쪽을 참조한다.

❸ **배쪽뒤가쪽핵**
ventral posterolateral
nucleus (VPL핵)
몸감각의 중계핵. 척수에서 올라온 몸통과 팔다리의 정보를 전달하는 이차신경세포가 끝난다. 여기에서 나온 삼차신경세포는 속섬유막의 뒤다리를 지

나 대뇌겉질 감각영역에 도달한다. 자세한 위치는 62쪽을 참조한다.

❹ **가쪽무릎체**
lateral geniculate body
시상 뒤부분의 배쪽 가쪽에 있는 타원형 융기로, 속에 가쪽무릎체의 핵이 있다. 망막에서 온 시각 정보를 중계해 시각영역(대뇌겉질의 17영역)으로 보낸다.

❺ **안쪽무릎체**
medial geniculate body
시상 뒤부분의 가쪽무릎체 안쪽에 위치한 융기로, 속에 안쪽무

릎체의 핵이 있다. 이 핵은 중간뇌의 아래둔덕에서 오는 청각섬유를 중계해 대뇌겉질 가로관자이랑의 청각영역(대뇌겉질의 41영역)으로 보낸다.

❻ **시상베개**
pulvinar
시상 뒤쪽이 중간뇌 위로 돌출된 부분. 중간뇌의 위둔덕 등과 연결되며 시각의 통합에 관여한다.

❼ **속섬유판**
시상을 안쪽과 가쪽으로 나누는 말이집신경섬유다발이다.

시상의 몸감각 중계

위치와 특징

섬세한 촉압각, 통각 및 온도감각 등의 몸감각은 뇌줄기(40~45쪽)를 오른다. 머리 부분 감각은 배쪽뒤안쪽핵에서, 몸통과 팔다리 감각은 배쪽뒤가쪽핵에서 중계한다. 여기에서 나온 삼차신경세포는 속섬유막을 지나 대뇌겉질의 감각영역에 이른다.

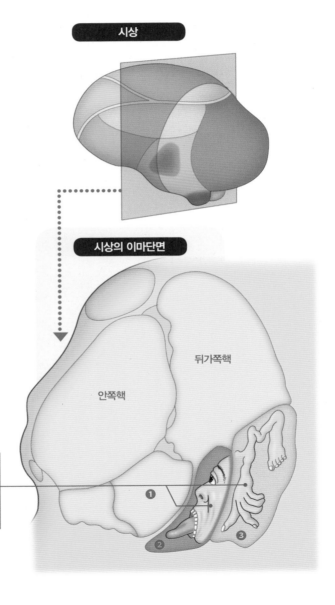

시상

시상의 이마단면

뒤가쪽핵

안쪽핵

❶ 안쪽중심핵
central medial nucleus

❷ 배쪽뒤안쪽핵
ventral posteromedial nucleus
머리 부분의 감각을 전달하는 삼차신경시상로의 섬유가 끝난다. 제일 안쪽 부분에는 미각섬유가 들어가 대뇌겉질에 도달하는 삼차신경세포에 접속한다.

❸ 배쪽뒤가쪽핵
ventral posterolateral nucleus
척수 뒤뿔에서 시작해 통각과 온도감각을 전달하는 신경세포, 뒤섬유기둥핵에서 온 섬세한 촉압각을 전달하는 신경세포가 삼차신경세포에 접속한다. 다리의 정보(널판핵에서 받은 정보)는 이 핵의 가장 가쪽으로, 팔의 정보는 안쪽으로 들어간다.

배쪽뒤안쪽핵과 배쪽뒤가쪽핵에서 몸감각이 중계된다. 감각별로 대응하는 부위를 그림처럼 사람의 형태로 나타냈다. 단, 이 그림은 대뇌겉질의 감각영역에 대응하는 부위와 안쪽, 가쪽이 거꾸로 되어 있다는 점에 주의한다.(63쪽 그림 참조)

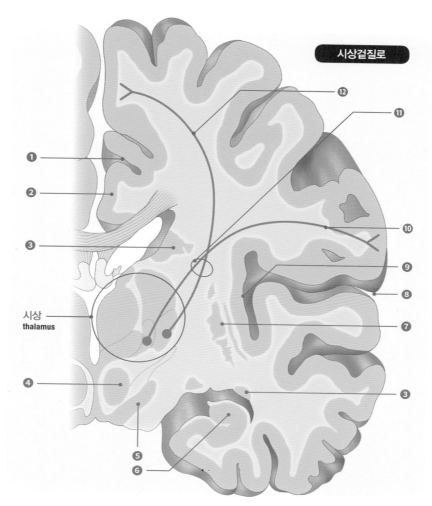

시상겉질로

시상
thalamus

❶ 띠고랑
띠이랑 위쪽에 있는 뇌고랑.

❷ 띠이랑
뇌들보 위에 앞뒤로 뻗어 있는 뇌이랑. 감정과 기억, 내장기능에 관여한다.

❸ 꼬리핵
caudate nucleus
가쪽뇌실을 따라 낚싯바늘 형태를 하고 있는 바닥핵이다.(84쪽 참조) 그림에서는 시상의 가쪽 상부와 관자엽의 해마 상부에서 단면을 볼 수 있다. 뇌줄기, 대뇌겉질과 연결되며 운동 조절을 담당한다.

❹ 적색핵
red nucleus
중간뇌 상부에서 사이뇌에 걸쳐 존재하는 피라미드바깥로계통의 운동핵.

❺ 흑색질
substantia nigra
중간뇌의 대뇌다리 등쪽에 있는 신경핵. 줄무늬체와 연결되어 운동 기능을 조절한다.

❻ 해마
hippocampus
옛겉질에 속한다. 기억에 관여한다.

❼ 조가비핵
putamen
줄무늬체의 일부. 시상보다 앞쪽에 위치하므로 시상이 크게 보이는 이 단면에서는 조가비핵의 맨 뒤쪽 일부만 보인다.

❽ 가쪽고랑
lateral sulcus
마루엽과 관자엽을 나눈다.

❾ 뇌섬엽
insula
가쪽고랑 안으로 움푹 들어간 겉질이다.

❿ 머리와 목 부분의 감각을 전달하는 시상겉질섬유
겉질 감각영역의 가쪽 부분에 도달한다.

⓫ 속섬유막
internal capsule
대뇌겉질로 올라가는 섬유와 겉질에서 내려가는 섬유의 다발. 수평면에서 보면 열린 부등호 모양으로 휘어져 있으며 앞다리와 뒤다리가 구별된다. 감각을 전달하는 시상겉질섬유는 뒤다리를 올라간다.

⓬ 다리 감각을 전달하는 시상겉질섬유
겉질 감각영역의 안쪽에 도달한다.

시상하부 *hypothalamus*

위치와 특징

시상하부는 사이뇌(60쪽)의 배쪽 부분이며 하단은 뇌하수체(66쪽)로 뻗어 있다. 체온조절, 성행동, 음식물 섭취(에너지와 수분 및 전해질의 출입), 수면 및 각성을 비롯한 각종 생체리듬을 조절하는 자율신경계통의 중추다. 뇌하수체앞엽으로 가는 다양한 호르몬을 분비하는 동시에 앞엽호르몬 분비를 조절하기도 한다.

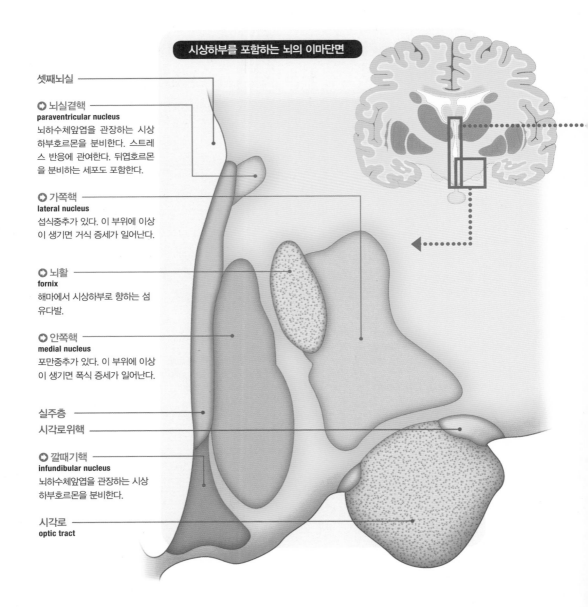

시상하부를 포함하는 뇌의 이마단면

셋째뇌실

○ 뇌실곁핵
paraventricular nucleus
뇌하수체앞엽을 관장하는 시상하부호르몬을 분비한다. 스트레스 반응에 관여한다. 뒤엽호르몬을 분비하는 세포도 포함한다.

○ 가쪽핵
lateral nucleus
섭식중추가 있다. 이 부위에 이상이 생기면 거식 증세가 일어난다.

○ 뇌활
fornix
해마에서 시상하부로 향하는 섬유다발.

○ 안쪽핵
medial nucleus
포만중추가 있다. 이 부위에 이상이 생기면 폭식 증세가 일어난다.

실주층
시각로위핵

○ 깔때기핵
infundibular nucleus
뇌하수체앞엽을 관장하는 시상하부호르몬을 분비한다.

시각로
optic tract

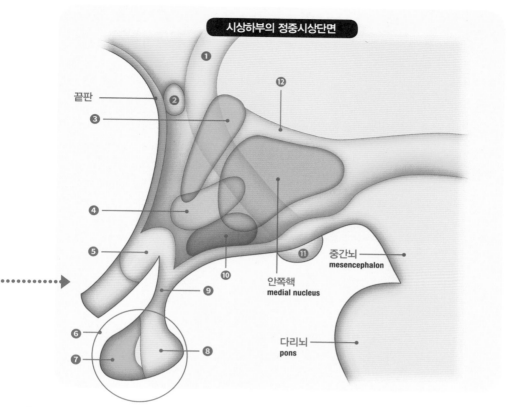

끝판

❶

⓬

❷

❸

❹

❺

⓫ 중간뇌
mesencephalon

⓾

❾ 안쪽핵
medial nucleus

❻

❼ ❽

다리뇌
pons

---

❶ 뇌활
fornix
해마의 꼬리쪽에서 원을 그리며
앞 안쪽으로 간다. 시상하부를
관통해 유두체에 도달한다.

❷ 앞맞교차
anterior commissure
좌우 관자엽과 후각망울을 잇는
섬유다발. 시상하부 앞쪽에 있다.

❸ 뇌실곁핵
paraventricular nucleus
시상하부의 셋째뇌실과 맞닿아
있는 신경핵으로, 옥시토신과
바소프레신을 생산하는 세포가
있다. 이들 세포는 축삭을 뇌하
수체뒤엽으로 보낸다. CRH(코
르티코트로핀분비호르몬 또는 부
신겉질자극호르몬분비호르몬)를
분비하는 세포는 혈관을 통해
CRH를 뇌하수체앞엽으로 보낸
다. 이 경로는 스트레스 반응의
일부다.

❹ 시각로위핵
supraoptic nucleus
뇌실곁핵과 마찬가지로 옥시토
신과 바소프레신을 생산하는 세
포가 있다. 뇌하수체뒤엽으로
축삭을 뻗는다.

❺ 시각교차
optic chiasm
망막에서 나온 시각신경이 교차
하는 부분. 망막 안쪽에서 나온
섬유만 교차한다. 시각신경섬유
는 시상하부의 가쪽에서 시각로
가 되어 시상의 가쪽무릎체에
도달한다.

❻ 뇌하수체
pituitary gland
나비뼈의 뇌하수체오목(터키안
장)에 있는 내분비기관. 상피성
앞엽(샘엽)과 시상하부로 이어
지는 뒤엽(신경엽)으로 이뤄져
있다.

❼ 뇌하수체앞엽
anterior pituitary gland
뇌하수체의 상피성 부분으로 부
신겉질자극호르몬(ACTH)을 비
롯한 호르몬 6종을 분비한다.
말초의 내분비샘을 통제한다.

❽ 뇌하수체뒤엽
posterior pituitary gland
시상하부 바닥이 돌출되어 생긴
내분비샘. 시상하부에 있는 신
경내분비세포의 축삭이 이곳에
도달하며, 옥시토신과 바소프레
신을 방출한다.

❾ 깔때기
infundibulum
나비뼈의 뇌하수체오목에 있는
뇌하수체와 시상하부 사이의 부
분으로, 시상하부의 배쪽 부분
이 밑으로 늘어나면서 생긴다.
시상하부에서 뇌하수체로 향하
는 뇌하수체문맥과 시각로위핵,
뇌실곁핵에서 뇌하수체뒤엽으
로 향하는 섬유를 포함한다.

⓾ 깔때기핵
infundibular nucleus
뇌하수체로 호르몬을 보내고 앞
엽호르몬 분비를 명령한다.

⓫ 유두체
mammillary body
시상하부의 뒤 배쪽에 있는 융
기. 주로 해마에서 뇌활을 경유
해 신경섬유가 들어오고 시상앞
핵으로 섬유를 보낸다. 기억에
관여한다고 알려져 있다.

⓬ 시상아래고랑
hypothalamic sulcus
사이뇌의 셋째뇌실과 맞닿은 벽
에 나타나는 얕은 고랑. 시상과
시상하부의 경계를 이룬다.

시상하부 뇌하수체계통 *hypothalamo-pituitary system*

위치와 특징

시상하부와 그 바로 아래에 있는 뇌하수체는 기능적·구조적으로 매우 가까운 관계다. 그래서 둘을 합해 시상하부 뇌하수체계통이라고 한다. 뇌하수체는 상피성 앞엽과 신경조직(시상하부의 일부)인 뒤엽으로 구성된다. 앞엽에서의 호르몬 분비는 시상하부에서 뇌하수체문맥을 지나오는 시상하부호르몬이 통제한다. 뒤엽에는 시상하부에 있는 신경내분비세포의 돌기가 뻗어 있으며 뒤엽호르몬을 분비한다.

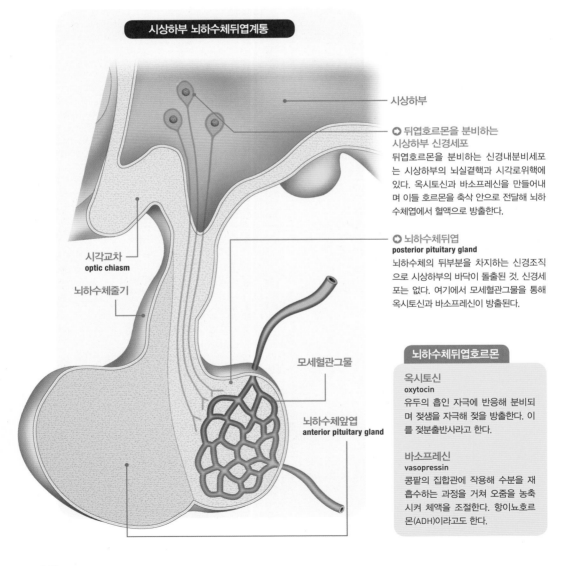

시상하부 뇌하수체뒤엽계통

시상하부

◆ 뒤엽호르몬을 분비하는 시상하부 신경세포
뒤엽호르몬을 분비하는 신경내분비세포는 시상하부의 뇌실곁핵과 시각로위핵에 있다. 옥시토신과 바소프레신을 만들어내며 이들 호르몬을 축삭 안으로 전달해 뇌하수체엽에서 혈액으로 방출한다.

◆ 뇌하수체뒤엽
posterior pituitary gland
뇌하수체의 뒤부분을 차지하는 신경조직으로 시상하부의 바닥이 돌출된 것. 신경세포는 없다. 여기에서 모세혈관그물을 통해 옥시토신과 바소프레신이 방출된다.

시각교차
optic chiasm

뇌하수체줄기

모세혈관그물

뇌하수체앞엽
anterior pituitary gland

뇌하수체뒤엽호르몬

옥시토신
oxytocin
유두의 흡인 자극에 반응해 분비되며 젖샘을 자극해 젖을 방출한다. 이를 젖분출반사라고 한다.

바소프레신
vasopressin
콩팥의 집합관에 작용해 수분을 재흡수하는 과정을 거쳐 오줌을 농축시켜 체액을 조절한다. 항이뇨호르몬(ADH)이라고도 한다.

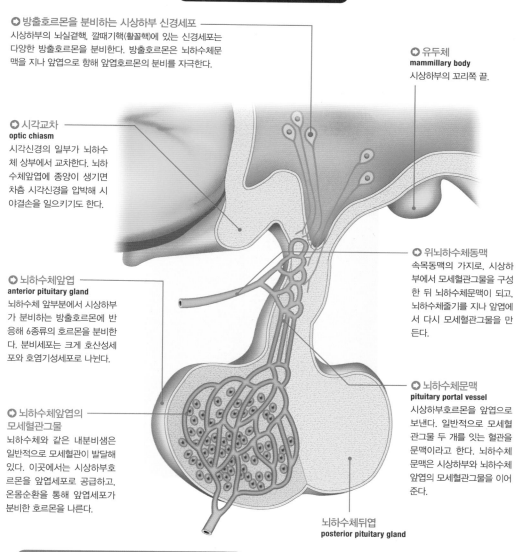

방출호르몬을 분비하는 시상하부 신경세포
시상하부의 뇌실곁핵, 깔때기핵(활꼴핵)에 있는 신경세포는
다양한 방출호르몬을 분비한다. 방출호르몬은 뇌하수체문
맥을 지나 앞엽으로 향해 앞엽호르몬의 분비를 자극한다.

유두체
mammillary body
시상하부의 꼬리쪽 끝.

시각교차
optic chiasm
시각신경의 일부가 뇌하수
체 상부에서 교차한다. 뇌하
수체앞엽에 종양이 생기면
차츰 시각신경을 압박해 시
야결손을 일으키기도 한다.

위뇌하수체동맥
속목동맥의 가지로, 시상하
부에서 모세혈관그물을 구성
한 뒤 뇌하수체문맥이 되고,
뇌하수체줄기를 지나 앞엽에
서 다시 모세혈관그물을 만
든다.

뇌하수체앞엽
anterior pituitary gland
뇌하수체 앞부분에서 시상하부
가 분비하는 방출호르몬에 반
응해 6종류의 호르몬을 분비한
다. 분비세포는 크게 호산성세
포와 호염기성세포로 나눈다.

뇌하수체문맥
pituitary portal vessel
시상하부호르몬을 앞엽으로
보낸다. 일반적으로 모세혈
관그물 두 개를 잇는 혈관을
문맥이라고 한다. 뇌하수체
문맥은 시상하부와 뇌하수체
앞엽의 모세혈관그물을 이어
준다.

**뇌하수체앞엽의
모세혈관그물**
뇌하수체와 같은 내분비샘은
일반적으로 모세혈관이 발달해
있다. 이곳에서는 시상하부호
르몬을 앞엽세포로 공급하고,
온몸순환을 통해 앞엽세포가
분비한 호르몬을 나른다.

뇌하수체뒤엽
posterior pituitary gland

뇌하수체앞엽호르몬 생성세포와 호르몬의 종류

호산성세포
acidophils

— 성장호르몬세포
(growth hormone: GH)

— 프로락틴(젖분비호르몬)세포
(prolactin)

호염기성세포
basophils

— 부신겉질자극호르몬세포
(adrenocorticotropic hormone : ACTH)

— 성샘자극호르몬세포
**(황체형성호르몬 luteinizing hormone : LH
난포자극호르몬 follicle stimulating hormone : FSH)**

— 갑상샘자극호르몬세포
(thyroid stimulating hormone : TSH)

대뇌의 구성

위치와 특징

대뇌는 뇌의 가장 머리쪽 부분으로, 크게 발달한 좌우 대뇌반구로 이뤄져 있다. 대뇌의 표층은 회색질로 구성된 대뇌겉질이며 신경세포가 밀집해 있다. 대뇌속질(82쪽)은 신경섬유다발과 신경아교세포로 구성된 백색질이다. 백색질 내부에 있는 회색질 집단은 바닥핵(기저핵)이라고 한다.(84쪽 참조)

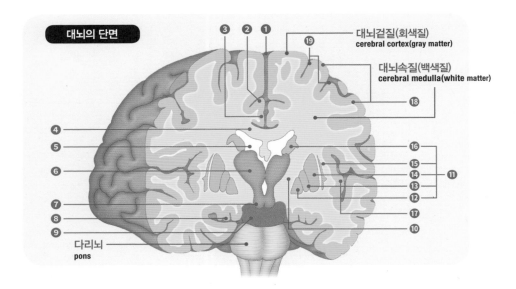

대뇌의 단면

- ③ ② ①
- ⑲
- 대뇌겉질(회색질) cerebral cortex(gray matter)
- 대뇌속질(백색질) cerebral medulla(white matter)
- ⑱
- ④ ⑤ ⑥ ⑦ ⑧ ⑨
- ⑯ ⑮ ⑭ ⑪ ⑬ ⑫ ⑰ ⑩

다리뇌
pons

❶ 대뇌세로틈새
longitudinal cerebral fissure
대뇌반구를 좌우로 나눈다.

❷ 띠고랑
cingulate sulcus

❸ 띠이랑
cingulate gyrus
둘레엽(변연엽)의 하나로 옛겉질에 속한다.

❹ 뇌들보
corpus callosum
좌우 반구가 서로 대응하는 부분을 연결하는 섬유다발.

❺ 가쪽뇌실
lateral ventricle
대뇌의 뇌실. 전체적으로 낚싯

바늘처럼 휘어져 있다. 안은 뇌척수액으로 차 있다.

❻ 시상
thalamus
사이뇌의 일부.

❼ 유두체
mammillary body
사이뇌의 일부인 시상하부에 속하는 구조.

❽ 해마
hippocampus
둘레엽에 속하는 옛겉질.

❾ 대뇌다리
crus cerebri
속섬유막으로 이어지는 중간뇌의 한 구조.

❿ 속섬유막
internal capsule
대뇌겉질로 올라가는 섬유와 겉질에서 하위의 뇌 부위로 내려가는 섬유의 다발.

⓫ 바닥핵
basal ganglia
백색질 속에 드러나 있는 회색질. 꼬리핵, 조가비핵, 창백핵, 담장 등이 있다.

⓬ 창백핵(속분절)
globus pallidus(inner segment)

⓭ 창백핵(바깥분절)
globus pallidus(outer segment)

⓮ 조가비핵
putamen

⓯ 담장
claustrum

⓰ 꼬리핵
caudate nucleus

⓱ 뇌섬엽
insula
겉질의 일부로 가쪽고랑 안쪽에 감춰진 부분.

⓲ 대뇌이랑
gyri of cerebral cortex
대뇌고랑 사이에 있는 겉질의 융기 부분.

⓳ 대뇌고랑
cerebral sulci
대뇌 표면에 있는 고랑.

사람의 대뇌겉질 대부분을 차지하는 새겉질은 아래 그림처럼 6층의 신경세포층으로 이뤄져 있다. 옛겉질인 해마와 후각망울은 층 구조가 다르다. 새겉질 중에서도 부위에 따라 층별 두께가 각기 다르다. 예컨대 몸감각영역과 청각영역 등 감각겉질에서는 감각신경섬유가 끝나는 4층이 발달해 있으며, 5층은 얇거나 거의 보이지 않는다. 반면 운동영역에서는 운동신경섬유가 나오는 5층이 발달해 있다.

대뇌새겉질의 6층 구조

골지도은(鍍銀)염색
신경세포의 축삭이나 가지돌기를 염색한다. 신경세포의 형태를 잘 파악할 수 있다.

니슬염색
신경세포의 핵과 세포체를 물들인다. 세포의 크기와 밀도를 관찰할 수 있으나 축삭은 염색되지 않는다.

바이게르트수초염색
축삭을 둘러싼 수초를 염색한 것. 신경섬유의 주행과 밀도를 관찰할 수 있다.

◐ I 표재층
연질막 바로 밑에 있는 층으로 신경세포의 수는 적다. 주로 겉질 표면에 평행으로 분포하는 신경섬유와 신경아교세포로 구성된다.

◐ II 바깥과립층
작은 신경세포가 밀집해 있다.

◐ III 바깥피라미드세포층
피라미드 모양의 큰 신경세포로 구성된다. 뾰족한 부분이 위를 향해 있다.

◐ IV 속과립층
바깥과립층과 마찬가지로 작은 신경세포가 모여 있다. 감각영역에서는 시상을 경유한 감각신경섬유가 끝나는 곳이다.

◐ V 속피라미드세포층
바깥피라미드층보다 더 큰 신경세포가 있다. 운동겉질에 발달해 있으며 긴 투사섬유를 낸다. 운동영역에서는 베츠거대피라미드세포가 보인다.

◐ VI 다형세포층
여러 크기의 세포가 불규칙적으로 흩어져 있다.

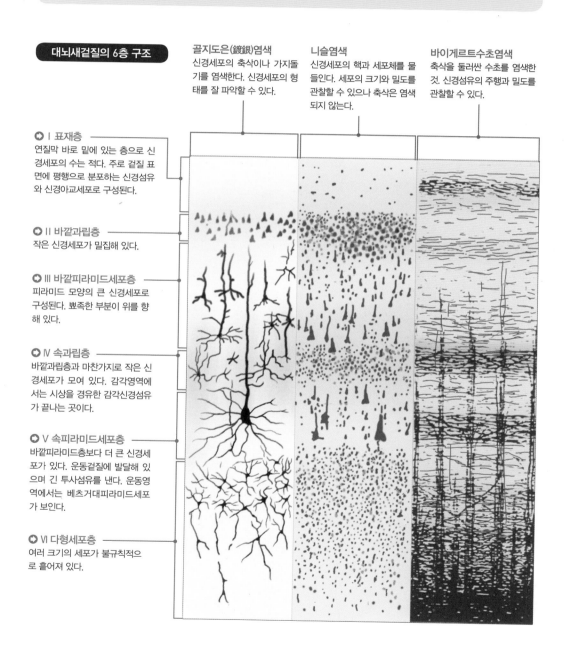

대뇌의 위쪽면과 바닥면

위치와 특징

좌우 대뇌반구는 정중앙에 있는 뇌들보 등으로 연결되어 있다. 반구를 나누는 깊은 고랑을 대뇌세로틈새라고 하며, 가운데에 대뇌낫(뇌경질막)이 접혀 들어가 있다. 대뇌 위쪽은 전체적으로 볼록한 면을 이루고 있으며, 표면에는 많은 고랑(뇌고랑)과 그 사이에 있는 융기(뇌이랑)가 보인다. 뇌의 바닥면은 복잡하게 뒤얽혀 있다. 앞쪽은 이마엽의 아래면(눈확면), 중앙부는 관자엽의 아래면이며, 뒤쪽에는 뇌줄기(40~45쪽)와 소뇌(56쪽)가 위치한다.

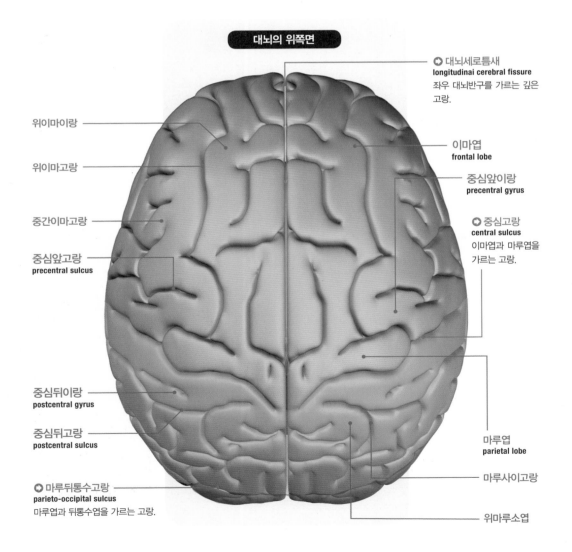

대뇌의 위쪽면

○ 대뇌세로틈새
longitudinai cerebral fissure
좌우 대뇌반구를 가르는 깊은 고랑.

이마엽
frontal lobe

중심앞이랑
precentral gyrus

○ 중심고랑
central sulcus
이마엽과 마루엽을 가르는 고랑.

위이마이랑

위이마고랑

중간이마고랑

중심앞고랑
precentral sulcus

중심뒤이랑
postcentral gyrus

중심뒤고랑
postcentral sulcus

○ 마루뒤통수고랑
parieto-occipital sulcus
마루엽과 뒤통수엽을 가르는 고랑.

마루엽
parietal lobe

마루사이고랑

위마루소엽

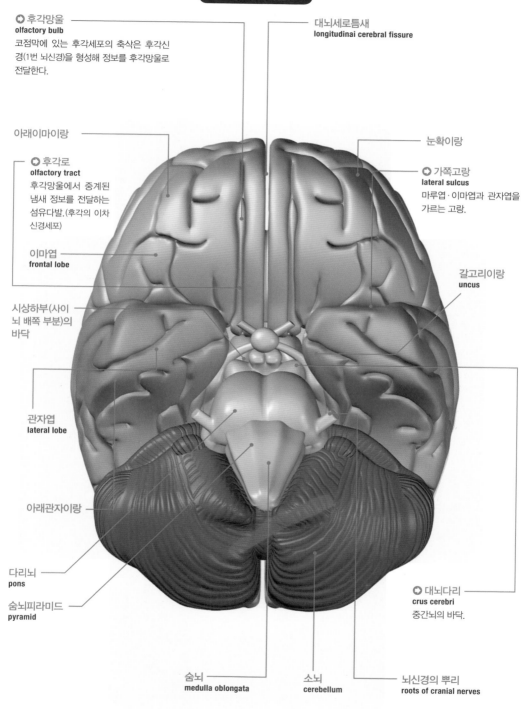

대뇌의 바닥면

후각망울
olfactory bulb
코점막에 있는 후각세포의 축삭은 후각신경(1번 뇌신경)을 형성해 정보를 후각망울로 전달한다.

대뇌세로틈새
longitudinai cerebral fissure

아래이마이랑

눈확이랑

후각로
olfactory tract
후각망울에서 중계된 냄새 정보를 전달하는 섬유다발.(후각의 이차 신경세포)

가쪽고랑
lateral sulcus
마루엽·이마엽과 관자엽을 가르는 고랑.

이마엽
frontal lobe

시상하부(사이뇌 배쪽 부분)의 바닥

갈고리이랑
uncus

관자엽
lateral lobe

아래관자이랑

다리뇌
pons

숨뇌피라미드
pyramid

대뇌다리
crus cerebri
중간뇌의 바닥.

숨뇌
medulla oblongata

소뇌
cerebellum

뇌신경의 뿌리
roots of cranial nerves

대뇌반구의 겉면

위치와 특징

대뇌반구의 겉면은 전체적으로 볼록한 모양을 하고 있으며 많은 대뇌고랑과 그 사이에 끼어 있는 대뇌이랑을 볼 수 있다. 대뇌겉질은 중심고랑, 가쪽고랑, 마루뒤통수고랑 등 주요 뇌고랑에 의해 이마엽, 마루엽, 관자엽, 뒤통수엽으로 나뉜다. 가쪽고랑 안쪽에는 뇌섬엽이 있다.

❶ 중심고랑
central sulcus
이마엽과 마루엽을 가르는 고랑. 마루점에서 가쪽을 향한다. 아래로는 가쪽고랑에 도달하지 않으며 위로는 안쪽면에 도달하지 않는다.

❷ 중심앞이랑
precentral gyrus
중심고랑과 중심앞고랑 사이에 있는 뇌이랑. 맘대로운동을 명령하는 운동영역이다.

❸ 중심앞고랑
precentral sulcus

❹ 위이마이랑

❺ 위이마고랑

❻ 중간이마이랑

❼ 이마엽
frontal lobe
중심고랑 앞부분의 겉질. 중심고랑에 가까운 영역은 운동영역과 보조운동영역 등 맘대로운동과 그 조절에 관여하는 영역을 포함하고 있다.

❽ 아래이마고랑

❾ 아래이마이랑

❿ 가쪽고랑
lateral sulcus
마루엽과 관자엽을 가르는 고랑. 뒤쪽은 마루엽과 뒤통수엽의 경계 일부를 이룬다.

⓫ 관자엽
temporal lobe
가쪽고랑보다 아래쪽이 넓은 영역으로, 청각영역과 그 연합영역을 포함한다. 마루뒤통수고랑~뒤통수앞패임을 잇는 선과 가쪽고랑뒤가지를 최단 거리로 잇는 선이 마루엽과의 경계를 만든다.

⓬ 위관자이랑

⓭ 위관자고랑

⓮ 중간관자이랑

⓯ 다리뇌
pons

⓰ 아래관자이랑

⓱ 숨뇌
medulla oblongata

⓲ 아래관자고랑

⓳ 뒤통수앞패임
preoccipital notch

⓴ 소뇌
cerebellum

㉑ 뒤통수엽
occipital lobe
안쪽면에는 마루뒤통수고랑의 뒤쪽, 가쪽면에는 마루뒤통수고랑과 뒤통수앞패임을 잇는 선이 있다고 가정했을 때 그보다 뒤쪽에 있는 영역이다. 안쪽면에 시각영역과 그 연합영역을 포함한다.

㉒ 뒤통수고랑
occipital sulcus

㉓ 뒤통수이랑
occipital gyrus

㉔ 마루뒤통수고랑
parieto-occipital sulcus
마루엽과 뒤통수엽을 나누는 고랑. 반구의 정중 가까이에서 안쪽으로 뻗는다.

㉕ 모이랑
angular gyrus
위관자고랑의 꼬리쪽 끝 영역.

㉖ 모서리위이랑
supramarginal gyrus
가쪽고랑 오름가지의 양쪽을 포함하는 영역. 모서리위이랑과 모이랑을 합해 아래마루소엽이라고 하며 글자를 인지하는 능력과 관계있다.

㉗ 마루엽
parietal lobe
중심고랑, 마루뒤통수고랑, 가쪽고랑에 둘러싸인 영역으로 몸감각영역 등을 포함한다.

㉘ 중심뒤고랑
post central sulcus

㉙ 중심뒤이랑
postcentral gyrus
중심고랑과 중심뒤고랑 사이에서 가쪽고랑 부근까지 펼쳐져 있는 뇌이랑. 몸감각영역이다.

뇌섬엽

뇌섬엽이란 가쪽고랑 깊은 곳에 있는 겉질이다. 성인 뇌에서는 관자엽, 이마엽, 마루엽에 감싸여 겉으로 보이지 않는다. 뇌섬엽을 덮고 있는 겉질을 덮개라고 하며 이마덮개, 마루덮개(해부학명으로는 이마마루덮개), 관자덮개가 있다.

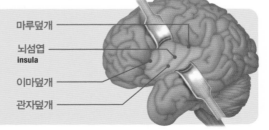

마루덮개

뇌섬엽
insula

이마덮개

관자덮개

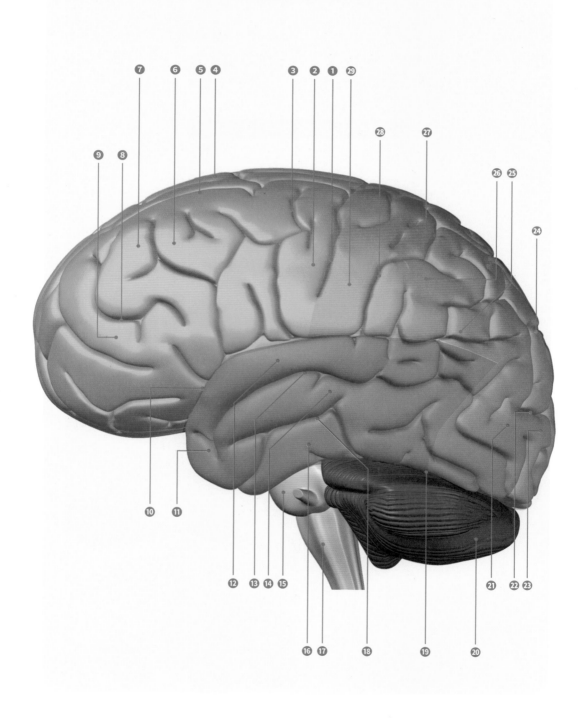

대뇌반구의 속면

위치와 특징

뇌를 정중시상으로 자르면 대뇌반구의 안쪽면을 볼 수 있다. 반구의 속면은 겉면에 비해 평탄하다. 겉에서는 볼 수 없는 띠이랑, 뇌들보, 해마, 새발톱고랑 등의 구조가 있다.

대뇌반구의 안쪽 부분(중간뇌 이하는 제외)

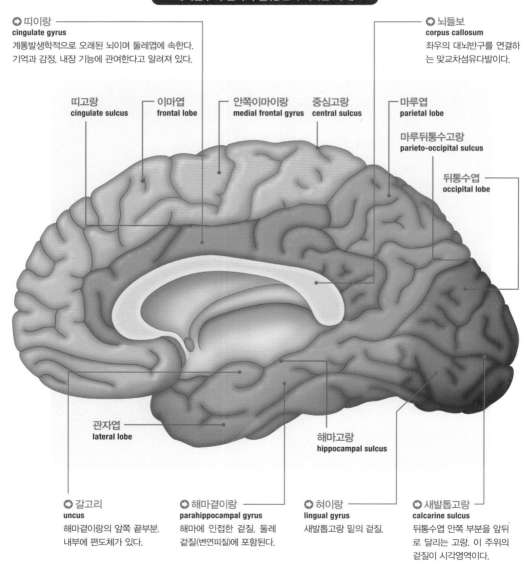

◐ **띠이랑**
cingulate gyrus
계통발생학적으로 오래된 뇌이며 둘레엽에 속한다.
기억과 감정, 내장 기능에 관여한다고 알려져 있다.

◐ **뇌들보**
corpus callosum
좌우의 대뇌반구를 연결하는 맞교차섬유다발이다.

띠고랑
cingulate sulcus

이마엽
frontal lobe

안쪽이마이랑
medial frontal gyrus

중심고랑
central sulcus

마루엽
parietal lobe

마루뒤통수고랑
parieto-occipital sulcus

뒤통수엽
occipital lobe

관자엽
lateral lobe

해마고랑
hippocampal sulcus

◐ **갈고리**
uncus
해마곁이랑의 앞쪽 끝부분.
내부에 편도체가 있다.

◐ **해마곁이랑**
parahippocampal gyrus
해마에 인접한 겉질. 둘레
겉질(변연피질)에 포함된다.

◐ **혀이랑**
lingual gyrus
새발톱고랑 밑의 겉질.

◐ **새발톱고랑**
calcarine sulcus
뒤통수엽 안쪽 부분을 앞뒤
로 달리는 고랑. 이 주위의
겉질이 시각영역이다.

겉질영역 *cortical areas*

위치와 특징

대뇌겉질의 조직학적 구조는 부위마다 크게 다르다. 1909년 코르비니안 브로드만(Korbinian Brodmann)은 신경세포의 크기, 형태, 밀도, 층 구조의 차이 등 조직학적인 관점에서 겉질 전체를 자세하게 조사해 총 52개 영역으로 분류하고 각 영역을 번호(①~㉝)로 표시했다. 각 영역의 경계가 뇌고랑이나 뇌이랑과 꼭 일치하지는 않는다. 중요한 영역은 대뇌겉질의 영역별 기능(78쪽)을 참조한다.

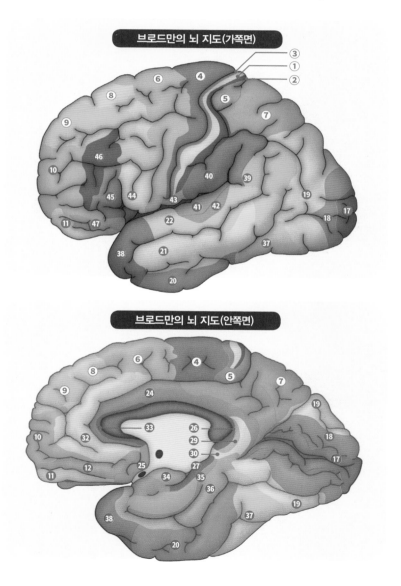

몸감각영역과 운동영역의 영역별 신체 부위

위치와 특징

몸감각을 전달하는 섬유는 각 영역별로 특정 신체 부위를 담당하며 감각영역에서 끝난다. 손과 팔, 입술, 혀에는 감각 정보가 많으므로 이에 대응하는 몸감각영역이 넓다. 중심앞이랑의 운동영역도 몸감각영역과 비슷한 위치에서 각자 특정 신체 부위를 담당한다. 예를 들어 다리의 근육을 관장하는 운동신경은 안쪽 부분에서 발생하고, 머리 부분의 근육은 가쪽 부분에서 통제한다. 이러한 영역별 신체 부위는 피라미드로를 내려가는 동안에도 유지된다.

몸감각영역의 영역별 신체 부위

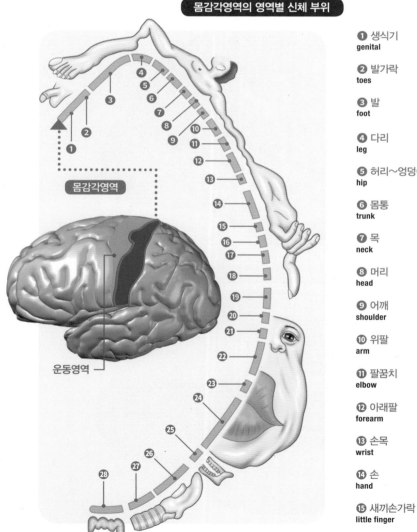

몸감각영역

운동영역

❶ 생식기
genital

❷ 발가락
toes

❸ 발
foot

❹ 다리
leg

❺ 허리~엉덩이
hip

❻ 몸통
trunk

❼ 목
neck

❽ 머리
head

❾ 어깨
shoulder

❿ 위팔
arm

⓫ 팔꿈치
elbow

⓬ 아래팔
forearm

⓭ 손목
wrist

⓮ 손
hand

⓯ 새끼손가락
little finger

⓰ 반지손가락
(약지)
ring finger

⓱ 가운데손가락
(중지)
middle finger

⓲ 집게손가락
index

⓳ 엄지손가락
thumb

⓴ 눈
eye

㉑ 코
nose

㉒ 얼굴
face

㉓ 위입술
upper lip

㉔ 아래입술
lower lip

㉕ 이, 잇몸, 턱
tooth, gum, and jaw

㉖ 혀
tongue

㉗ 인두
pharynx

㉘ 복강(배안)
intra-abdominal

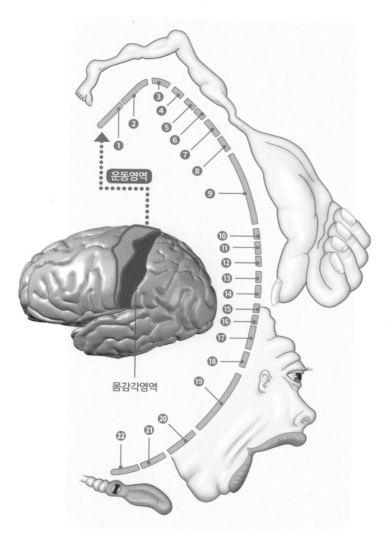

운동영역

몸감각영역

❶ 발가락 toes	⓮ 엄지손가락 thumb
❷ 발목 ankle	⓯ 목 neck
❸ 무릎 knee	⓰ 눈썹 eyebrow
❹ 엉덩이 hip	⓱ 눈꺼풀과 안구 eyelid and eyeball
❺ 몸통 trunk	⓲ 얼굴 face
❻ 어깨 shoulder	⓳ 입술 lip
❼ 팔꿈치 elbow	⓴ 아래턱 jaw
❽ 손목 wrist	㉑ 혀 tongue
❾ 손 hand	㉒ 인두 pharynx
❿ 새끼손가락 little finger	
⓫ 반지손가락 ring finger	
⓬ 가운데손가락 middle finger	
⓭ 집게손가락 index	

대뇌겉질의 영역별 기능

위치와 특징

대뇌겉질에는 몸감각과 특수감각의 수용 및 운동신경섬유의 시작 부분을 비롯해 각각에 대응하는 특수한 영역이 있다. 그러나 이들 부분은 넓은 대뇌겉질의 일부를 차지할 뿐, 대부분의 다른 영역은 기능이 제한되지 않은 연합영역이다.

대뇌겉질의 영역별 기능

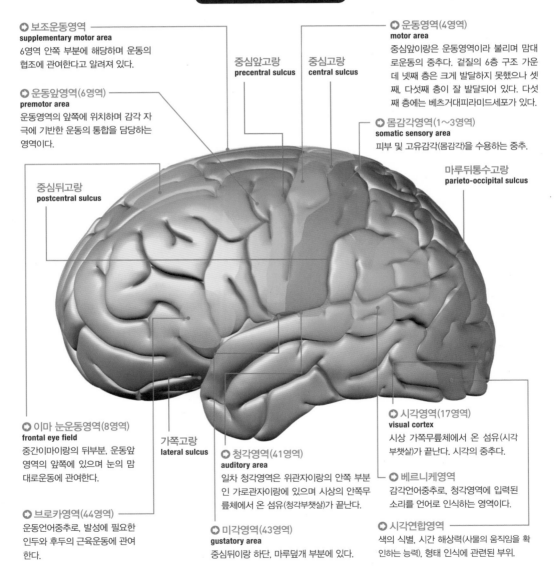

◯ 보조운동영역
supplementary motor area
6영역 안쪽 부분에 해당하며 운동의 협조에 관여한다고 알려져 있다.

◯ 운동앞영역(6영역)
premotor area
운동영역의 앞쪽에 위치하며 감각 자극에 기반한 운동의 통합을 담당하는 영역이다.

중심앞고랑
precentral sulcus

중심고랑
central sulcus

◯ 운동영역(4영역)
motor area
중심앞이랑은 운동영역이라 불리며 맘대로운동의 중추다. 겉질의 6층 구조 가운데 넷째 층은 크게 발달하지 못했으나 셋째, 다섯째 층이 잘 발달되어 있다. 다섯째 층에는 베츠거대피라미드세포가 있다.

◯ 몸감각영역(1~3영역)
somatic sensory area
피부 및 고유감각(몸감각)을 수용하는 중추.

마루뒤통수고랑
parieto-occipital sulcus

중심뒤고랑
postcentral sulcus

◯ 이마 눈운동영역(8영역)
frontal eye field
중간이마이랑의 뒤부분, 운동앞영역의 앞쪽에 있으며 눈의 맘대로운동에 관여한다.

가쪽고랑
lateral sulcus

◯ 청각영역(41영역)
auditory area
일차 청각영역은 위관자이랑의 안쪽 부분인 가로관자이랑에 있으며 시상의 안쪽무릎체에서 온 섬유(청각부챗살)가 끝난다.

◯ 시각영역(17영역)
visual cortex
시상 가쪽무릎체에서 온 섬유(시각부챗살)가 끝난다. 시각의 중추다.

◯ 베르니케영역
감각언어중추로, 청각영역에 입력된 소리를 언어로 인식하는 영역이다.

◯ 브로카영역(44영역)
운동언어중추로, 발성에 필요한 인두와 후두의 근육운동에 관여한다.

◯ 미각영역(43영역)
gustatory area
중심뒤이랑 하단, 마루덮개 부분에 있다.

◯ 시각연합영역
색의 식별, 시간 해상력(사물의 움직임을 확인하는 능력), 형태 인식에 관련된 부위.

언어중추 *speech center*

위치와 특징

대뇌겉질에는 주요 언어중추가 두 개 있다. 하나는 이마엽의 가쪽고랑오름가지 부근에 있는 브로카영역(Broca's area)으로 운동언어중추다. 다른 하나는 베르니케영역(Wernicke's area)으로 감각언어중추다. 베르니케영역을 가장 좁게 생각하면 위관자이랑(22영역)인데, 여기에 모이랑(39영역), 모서리위이랑(40영역), 42영역 등을 포함할 수도 있다. 이 부위가 손상되면 실어증을 일으킨다. 언어중추는 일반적으로 좌반구에만 있다.

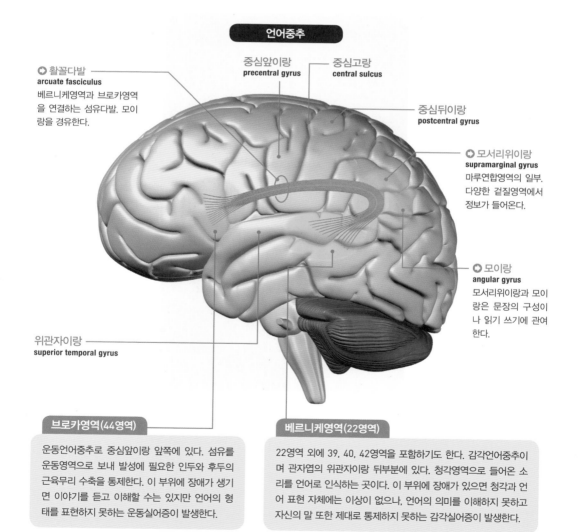

언어중추

○ 활꼴다발
arcuate fasciculus
베르니케영역과 브로카영역을 연결하는 섬유다발. 모이랑을 경유한다.

중심앞이랑
precentral gyrus

중심고랑
central sulcus

중심뒤이랑
postcentral gyrus

○ 모서리위이랑
supramarginal gyrus
마루연합영역의 일부. 다양한 겉질영역에서 정보가 들어온다.

○ 모이랑
angular gyrus
모서리위이랑과 모이랑은 문장의 구성이나 읽기 쓰기에 관여한다.

위관자이랑
superior temporal gyrus

브로카영역(44영역)

운동언어중추로 중심앞이랑 앞쪽에 있다. 섬유를 운동영역으로 보내 발성에 필요한 인두와 후두의 근육무리 수축을 통제한다. 이 부위에 장애가 생기면 이야기를 듣고 이해할 수는 있지만 언어의 형태를 표현하지 못하는 운동실어증이 발생한다.

베르니케영역(22영역)

22영역 외에 39, 40, 42영역을 포함하기도 한다. 감각언어중추이며 관자엽의 위관자이랑 뒤부분에 있다. 청각영역으로 들어온 소리를 언어로 인식하는 곳이다. 이 부위에 장애가 있으면 청각과 언어 표현 자체에는 이상이 없으나, 언어의 의미를 이해하지 못하고 자신의 말 또한 제대로 통제하지 못하는 감각실어증이 발생한다.

둘레계통 *limbic system*

위치와 특징

대뇌반구의 안쪽 부분을 구성하는 둘레엽(띠이랑, 해마곁이랑, 편도체, 해마, 후각뇌 등)을 통틀어 둘레계통이라고 한다. 뇌의 깊은 위치(가장자리)에 있어 뇌 표면에서는 볼 수 없다. 둘레계통은 계통발생학적으로 옛겉질로 구성되며 본능 행동과 감정의 중추로 알려져 있다.

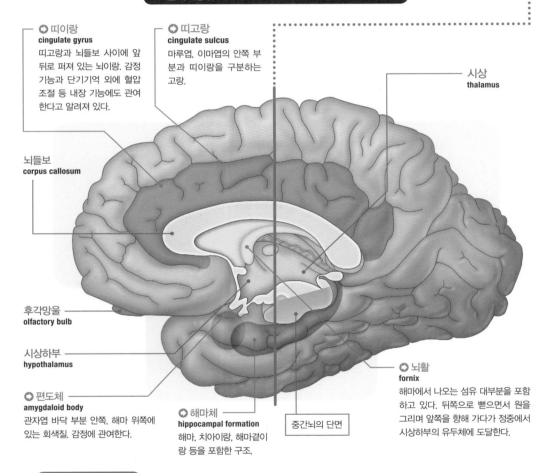

둘레계통(우뇌의 시상단면을 왼쪽 아래에서 본 그림)

○ 띠이랑
cingulate gyrus
띠고랑과 뇌들보 사이에 앞뒤로 퍼져 있는 뇌이랑. 감정 기능과 단기기억 외에 혈압 조절 등 내장 기능에도 관여한다고 알려져 있다.

○ 띠고랑
cingulate sulcus
마루엽, 이마엽의 안쪽 부분과 띠이랑을 구분하는 고랑.

시상
thalamus

뇌들보
corpus callosum

후각망울
olfactory bulb

시상하부
hypothalamus

○ 편도체
amygdaloid body
관자엽 바닥 부분 안쪽, 해마 위쪽에 있는 회색질. 감정에 관여한다.

○ 해마체
hippocampal formation
해마, 치아이랑, 해마곁이랑 등을 포함한 구조.

중간뇌의 단면

○ 뇌활
fornix
해마에서 나오는 섬유 대부분을 포함하고 있다. 뒤쪽으로 뻗으면서 원을 그리며 앞쪽을 향해 가다가 정중에서 시상하부의 유두체에 도달한다.

편도체의 기능

특히 감정 기능과 관련이 깊은 바닥핵이다. 양쪽 편도체에 장애가 있으면 공포감과 공격성, 기쁨, 슬픔 등의 감정을 표현하지 못하는 감정장애가 나타난다. 시상하부, 뇌줄기와도 교류하며 생식 행동 및 내장 기능도 조절하는 것으로 알려져 있다.

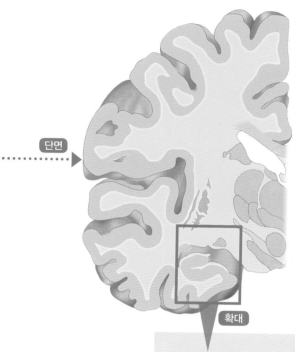

단면

❶ 시각로
optic tract
시상의 가쪽무릎체로 향하는 시
각신경다발.

❷ 맥락얼기
choroid plexus
모세혈관그물이 발달해 있으며
혈장에서 뇌척수액을 생산하는
조직.

❸ 해마술
fimbria of hippocampus
해마에서 나오는 신경섬유가 만
든다. 뒤쪽에서 뇌활이 된다.

❹ 치아이랑
dentate gyrus
해마곁이랑과 해마술 사이에 있
는 앞뒤로 가늘고 긴 겉질. 3층
구조를 띤다. 치열처럼 자잘한
뇌이랑이 있다.

❺ 해마고랑
hippocampal sulcus
해마곁이랑과 치아이랑 사이의
뇌고랑.

❻ 해마곁이랑
parahippocampal gyrus
해마에 인접한 겉질의 일부. 둘
레엽에 속한다.

확대

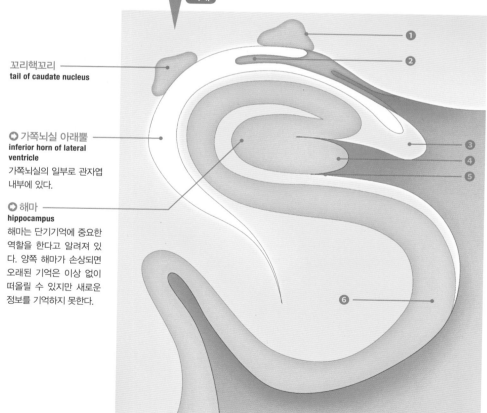

꼬리핵꼬리
tail of caudate nucleus

◐ 가쪽뇌실 아래뿔
inferior horn of lateral ventricle
가쪽뇌실의 일부로 관자엽
내부에 있다.

◐ 해마
hippocampus
해마는 단기기억에 중요한
역할을 한다고 알려져 있
다. 양쪽 해마가 손상되면
오래된 기억은 이상 없이
떠올릴 수 있지만 새로운
정보를 기억하지 못한다.

대뇌속질 *medulla of cerebrum*

위치와 특징

대뇌겉질이 신경세포로 구성된 회색질인 것과 달리 대뇌속질은 말이집신경섬유(18쪽)로 구성된 백색질이다. 말이집신경섬유는 말이집을 지니고 있어 하얗게 보인다. 사람은 속질이 잘 발달되어 있어 대뇌 단면의 넓은 범위를 차지한다. 속질을 구성하는 섬유는 같은 반구 내의 뇌 부위끼리 연락하는 연합섬유, 좌우 반구를 연결하는 맞교차섬유, 그리고 대뇌와 다른 뇌 부위 및 척수를 연결하는 투사섬유다. 백색질 속에 몇 개의 회색질(꼬리핵, 조가비핵, 창백핵, 편도체 등)이 있으며, 이를 바닥핵(기저핵)이라고 한다.(84쪽 참조)

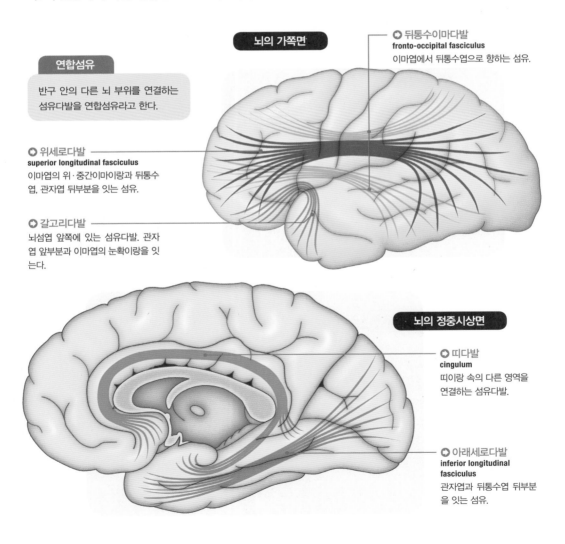

뇌의 가쪽면

⬥ 뒤통수이마다발
fronto-occipital fasciculus
이마엽에서 뒤통수엽으로 향하는 섬유.

연합섬유

반구 안의 다른 뇌 부위를 연결하는 섬유다발을 연합섬유라고 한다.

⬥ 위세로다발
superior longitudinal fasciculus
이마엽의 위·중간이마이랑과 뒤통수엽, 관자엽 뒤부분을 잇는 섬유.

⬥ 갈고리다발
뇌섬엽 앞쪽에 있는 섬유다발. 관자엽 앞부분과 이마엽의 눈확이랑을 잇는다.

뇌의 정중시상면

⬥ 띠다발
cingulum
띠이랑 속의 다른 영역을 연결하는 섬유다발.

⬥ 아래세로다발
inferior longitudinal fasciculus
관자엽과 뒤통수엽 뒤부분을 잇는 섬유.

좌우 대뇌반구를 연결하는 신경섬유다발. 좌우 새겉질이 서로 대응하는 영역을 연결하는 뇌들보, 해마를 연결하는 뇌활맞교차, 후각뇌를 연결하는 앞맞교차가 있다.

○ 뇌들보
corpus callosum
좌우 대뇌반구의 새겉질영역을 연결하는 섬유다발. 띠이랑과 대뇌세로틈새 밑에 있는 크고 편평한 백색질이다.

○ 앞맞교차
anterior commissure
대뇌속질의 앞쪽에 있는 작은 맞교차섬유다발. 좌우 후각망울과 관자엽 일부를 연결한다.

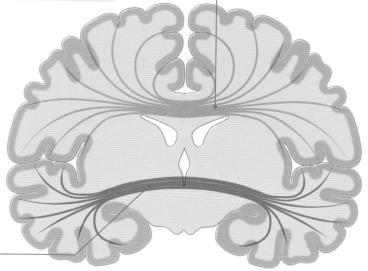

투사섬유

대뇌겉질과 하위의 뇌 및 척수를 연결하는 섬유. 대뇌겉질을 향해 올라가는 들신경섬유(감각을 전달하는 섬유 등)와 대뇌겉질에서 뇌줄기와 척수로 내려가는 날신경섬유(피라미드로섬유 등)를 포함한다.

○ 속섬유막
internal capsule
시상, 꼬리핵 가쪽, 렌즈핵 안쪽을 지나는 큰 섬유다발. 상행성 감각신경섬유, 아래쪽에서 대뇌다리가 되는 겉질다리뇌로, 피라미드로섬유 등을 포함한다.

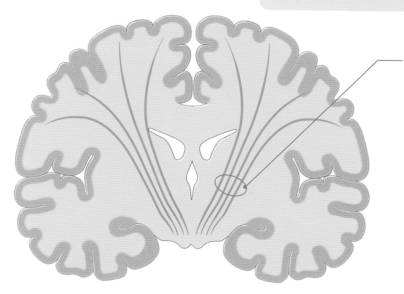

바닥핵 *basal ganglia*

위치와 특징

대뇌속질(백색질) 속에 있는 몇 개의 회색질을 바닥핵이라고 한다. 꼬리핵, 조가비핵, 창백핵, 편도체가 이에 해당한다. 대부분은 피라미드바 깥로계통의 중추로서 운동을 조절하는 기능을 한다. 단, 편도체는 시상하부와 협력해 둘레계통의 기능을 통합하는 부위다.

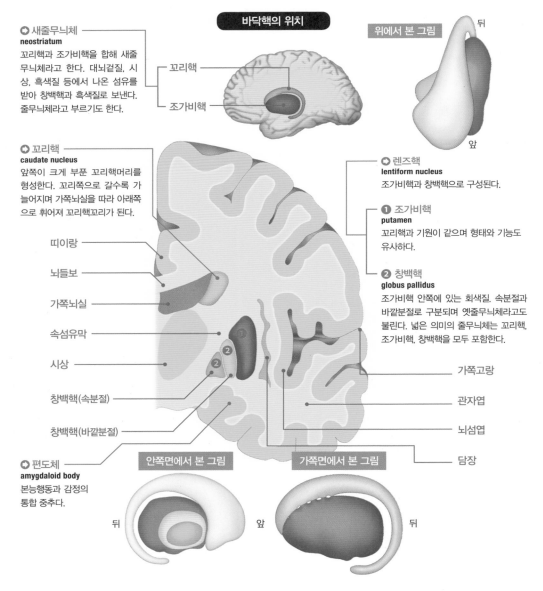

바닥핵의 위치

○ 새줄무늬체
neostriatum
꼬리핵과 조가비핵을 합해 새줄무늬체라고 한다. 대뇌겉질, 시상, 흑색질 등에서 나온 섬유를 받아 창백핵과 흑색질로 보낸다. 줄무늬체라고 부르기도 한다.

— 꼬리핵
— 조가비핵

위에서 본 그림
뒤
앞

○ 꼬리핵
caudate nucleus
앞쪽이 크게 부푼 꼬리핵머리를 형성한다. 꼬리쪽으로 갈수록 가늘어지며 가쪽뇌실을 따라 아래쪽으로 휘어져 꼬리핵꼬리가 된다.

○ 렌즈핵
lentiform nucleus
조가비핵과 창백핵으로 구성된다.

❶ 조가비핵
putamen
꼬리핵과 기원이 같으며 형태와 기능도 유사하다.

❷ 창백핵
globus pallidus
조가비핵 안쪽에 있는 회색질. 속분절과 바깥분절로 구분되며 옛줄무늬체라고도 불린다. 넓은 의미의 줄무늬체는 꼬리핵, 조가비핵, 창백핵을 모두 포함한다.

— 띠이랑
— 뇌들보
— 가쪽뇌실
— 속섬유막
— 시상
— 창백핵(속분절)
— 창백핵(바깥분절)

— 가쪽고랑
— 관자엽
— 뇌섬엽
— 담장

○ 편도체
amygdaloid body
본능행동과 감정의 통합 중추다.

안쪽면에서 본 그림
뒤
앞

가쪽면에서 본 그림
뒤

제5장

신경 전도로

conducting pathways

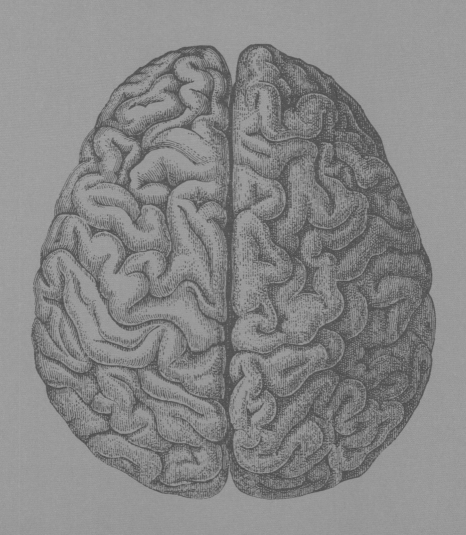

섬세한 촉압각의 전도로(뒤섬유기둥 안쪽섬유띠 계통)

위치와 특징

많은 신경세포가 신경정보를 말초에서 중추로, 중추에서 말초로 전달한다. 이 정보의 흐름 경로를 전도로라고 하며 아래 그림의 화살표가 정보의 흐름 방향을 나타낸다. 감각 정보와 같이 대뇌겉질과 소뇌 등으로 향하는 경로를 오름로, 운동 정보와 같이 대뇌겉질 등에서 말초로 향하는 경로를 내림로라고 한다. 감각 정보는 근육과 관절에서 발생한 고유감각과 함께 뒤섬유기둥 안쪽섬유띠 계통이라는 전도로를 지난 뒤, 감각을 수용한 부위의 반대쪽 대뇌겉질에 이른다. 이 전도로는 같은쪽 척수 뒤섬유기둥을 올라 숨뇌에서 반대쪽으로 이동한다.

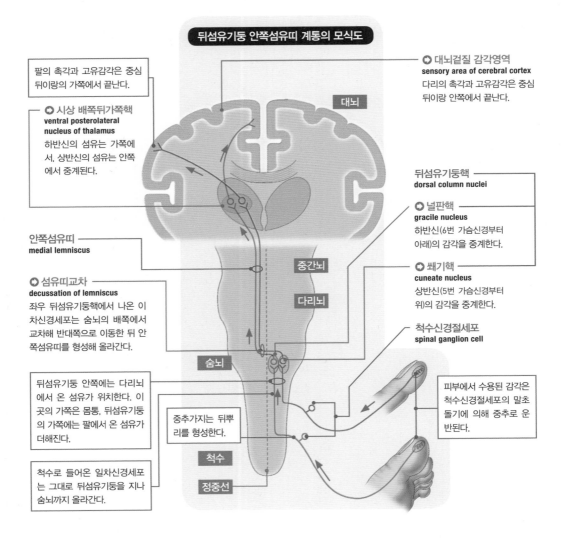

뒤섬유기둥 안쪽섬유띠 계통의 모식도

팔의 촉각과 고유감각은 중심 뒤이랑의 가쪽에서 끝난다.

○ 시상 배쪽뒤가쪽핵
ventral posterolateral nucleus of thalamus
하반신의 섬유는 가쪽에서, 상반신의 섬유는 안쪽에서 중계된다.

안쪽섬유띠
medial lemniscus

○ 섬유띠교차
decussation of lemniscus
좌우 뒤섬유기둥핵에서 나온 이차신경세포는 숨뇌의 배쪽에서 교차해 반대쪽으로 이동한 뒤 안쪽섬유띠를 형성해 올라간다.

뒤섬유기둥 안쪽에는 다리뇌에서 온 섬유가 위치한다. 이곳의 가쪽은 몸통, 뒤섬유기둥의 가쪽에는 팔에서 온 섬유가 더해진다.

척수로 들어온 일차신경세포는 그대로 뒤섬유기둥을 지나 숨뇌까지 올라간다.

○ 대뇌겉질 감각영역
sensory area of cerebral cortex
다리의 촉각과 고유감각은 중심 뒤이랑 안쪽에서 끝난다.

대뇌

뒤섬유기둥핵
dorsal column nuclei

○ 널판핵
gracile nucleus
하반신(6번 가슴신경부터 아래)의 감각을 중계한다.

○ 쐐기핵
cuneate nucleus
상반신(5번 가슴신경부터 위)의 감각을 중계한다.

중간뇌

다리뇌

척수신경절세포
spinal ganglion cell

피부에서 수용된 감각은 척수신경절세포의 말초돌기에 의해 중추로 운반된다.

숨뇌

중추가지는 뒤뿌리를 형성한다.

척수

정중선

감각 정보를 전달하는 신경세포

대뇌겉질에 이르는 감각 정보는 일반적으로 세 가지 신경세포가 전달하며 이 중 두 가지 신경세포가 소뇌로 들어간다. 몸의 여러 부위에서 중추신경계통으로 감각 정보를 나르는 신경세포는 일차신경세포라고 한다. 일차신경세포에 이어 접속하는 것이 이차신경세포이며 감각의 종류에 따라 중계 지점이 달라진다. 대뇌겉질에 이르는 감각을 전달하는 이차신경세포는 시상에서 끝난다. 이때 시상에서 삼차신경세포가 형성되고, 이차신경세포의 정보를 이어받아 대뇌겉질의 감각영역에 이른다.

뒤섬유기둥 안쪽섬유띠 계통(대뇌에서 척수까지의 단면도)

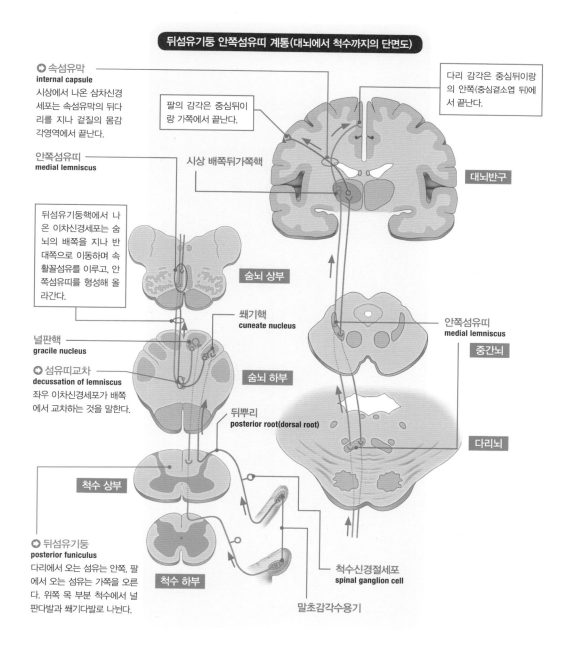

● 속섬유막
internal capsule
시상에서 나온 삼차신경세포는 속섬유막의 뒤다리를 지나 겉질의 몸감각영역에서 끝난다.

안쪽섬유띠
medial lemniscus

뒤섬유기둥핵에서 나온 이차신경세포는 숨뇌의 배쪽을 지나 반대쪽으로 이동하며 속활꼴섬유를 이루고, 안쪽섬유띠를 형성해 올라간다.

널판핵
gracile nucleus

● 섬유띠교차
decussation of lemniscus
좌우 이차신경세포가 배쪽에서 교차하는 것을 말한다.

● 뒤섬유기둥
posterior funiculus
다리에서 오는 섬유는 안쪽, 팔에서 오는 섬유는 가쪽을 오른다. 위쪽 목 부분 척수에서 널판다발과 쐐기다발로 나뉜다.

팔의 감각은 중심뒤이랑 가쪽에서 끝난다.

다리 감각은 중심뒤이랑의 안쪽(중심곁소엽 뒤)에서 끝난다.

시상 배쪽뒤가쪽핵

대뇌반구

숨뇌 상부

쐐기핵
cuneate nucleus

숨뇌 하부

뒤뿌리
posterior root(dorsal root)

안쪽섬유띠
medial lemniscus

중간뇌

다리뇌

척수 상부

척수 하부

척수신경절세포
spinal ganglion cell

말초감각수용기

통각과 온도감각의 전도로 (가쪽척수시상로)

위치와 특징

통각과 온도감각은 감각의 종류가 다르지만 가쪽척수시상로라는 같은 전도로를 지나 감각을 수용한 부위의 반대쪽 대뇌겉질에 이른다. 이 전도로의 특징은 척수로 들어온 정보가 그 높이에서 뒤뿔 신경세포에 접속하고, 뒤뿔 신경세포의 축삭이 반대쪽 가쪽척수시상로를 올라간다는 점이다. 아래 그림에는 유사한 경로를 지나는 앞척수시상로도 나타나 있다.

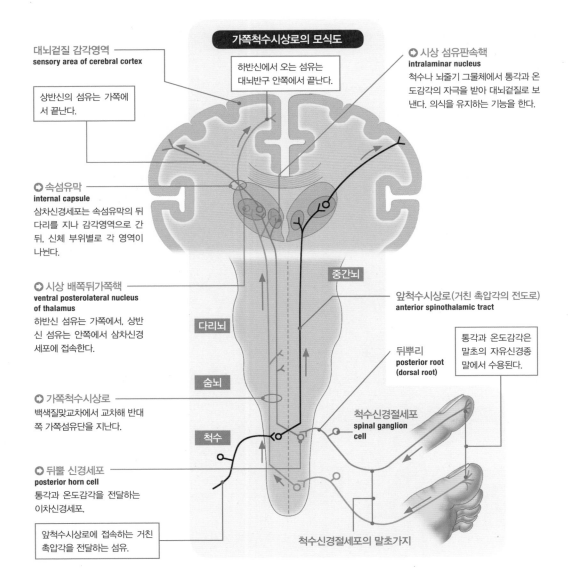

가쪽척수시상로의 모식도

대뇌겉질 감각영역
sensory area of cerebral cortex

상반신의 섬유는 가쪽에서 끝난다.

하반신에서 오는 섬유는 대뇌반구 안쪽에서 끝난다.

◑ 시상 섬유판속핵
intralaminar nucleus
척수나 뇌줄기 그물체에서 통각과 온도감각의 자극을 받아 대뇌겉질로 보낸다. 의식을 유지하는 기능을 한다.

◑ 속섬유막
internal capsule
삼차신경세포는 속섬유막의 뒤다리를 지나 감각영역으로 간 뒤, 신체 부위별로 각 영역이 나뉜다.

◑ 시상 배쪽뒤가쪽핵
ventral posterolateral nucleus of thalamus
하반신 섬유는 가쪽에서, 상반신 섬유는 안쪽에서 삼차신경세포에 접속한다.

중간뇌

앞척수시상로(거친 촉압각의 전도로)
anterior spinothalamic tract

다리뇌

통각과 온도감각은 말초의 자유신경종말에서 수용된다.

뒤뿌리
posterior root (dorsal root)

숨뇌

◑ 가쪽척수시상로
백색질맞교차에서 교차해 반대쪽 가쪽섬유단을 지난다.

척수신경절세포
spinal ganglion cell

척수

◑ 뒤뿔 신경세포
posterior horn cell
통각과 온도감각을 전달하는 이차신경세포.

앞척수시상로에 접속하는 거친 촉압각을 전달하는 섬유.

척수신경절세포의 말초가지

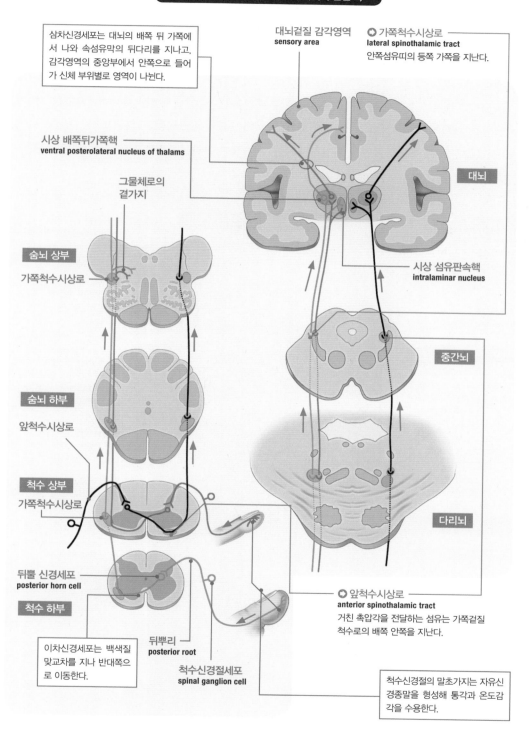

가쪽척수시상로(대뇌에서 척수까지의 단면도)

삼차신경세포는 대뇌의 배쪽 뒤 가쪽에서 나와 속섬유막의 뒤다리를 지나고, 감각영역의 중앙부에서 안쪽으로 들어가 신체 부위별로 영역이 나뉜다.

대뇌겉질 감각영역
sensory area

🔾 가쪽척수시상로
lateral spinothalamic tract
안쪽섬유띠의 등쪽 가쪽을 지난다.

시상 배쪽뒤가쪽핵
ventral posterolateral nucleus of thalams

그물체로의
곁가지

대뇌

숨뇌 상부

가쪽척수시상로

시상 섬유판속핵
intralaminar nucleus

중간뇌

숨뇌 하부

앞척수시상로

척수 상부

가쪽척수시상로

다리뇌

뒤뿔 신경세포
posterior horn cell

척수 하부

🔾 앞척수시상로
anterior spinothalamic tract
거친 촉압각을 전달하는 섬유는 가쪽겉질
척수로의 배쪽 안쪽을 지난다.

이차신경세포는 백색질 맞교차를 지나 반대쪽으로 이동한다.

뒤뿌리
posterior root

척수신경절세포
spinal ganglion cell

척수신경절의 말초가지는 자유신경종말을 형성해 통각과 온도감각을 수용한다.

뇌신경의 몸감각 전도로

위치와 특징

뒤통수 부위를 제외한 머리와 얼굴의 몸감각 (피부감각과 고유감각)은 5번 뇌신경인 삼차신경 (일부는 7번, 9번, 10번 뇌신경)에 의해 중추로 전달된다. 통각과 온도감각의 일차신경세포는 삼차신경척수핵 하부에서, 섬세한 촉각은 삼차신경 주감각핵과 척수핵 상부에서, 고유감각은 삼차신경중간뇌핵에서 이차신경세포와 이어진다. 이들 신경핵에서 나온 섬유는 시상에서 중계되며 삼차신경세포는 대뇌겉질에 이른다.

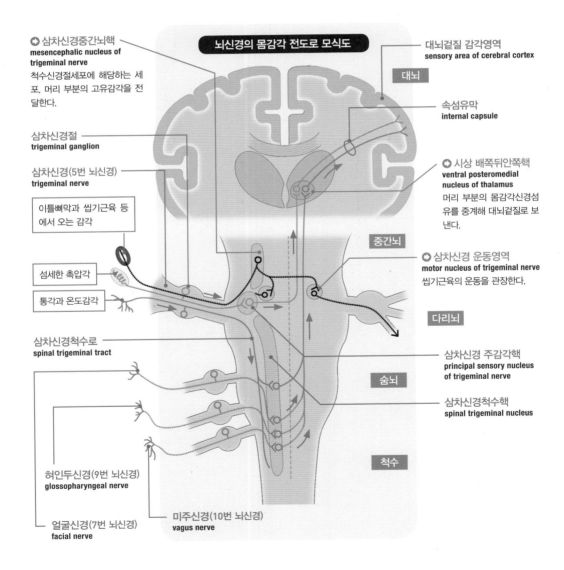

뇌신경의 몸감각 전도로 모식도

◐ 삼차신경중간뇌핵
mesencephalic nucleus of trigeminal nerve
척수신경절세포에 해당하는 세포. 머리 부분의 고유감각을 전달한다.

삼차신경절
trigeminal ganglion

삼차신경(5번 뇌신경)
trigeminal nerve

이틀뼈막과 씹기근육 등에서 오는 감각

섬세한 촉압각

통각과 온도감각

삼차신경척수로
spinal trigeminal tract

혀인두신경(9번 뇌신경)
glossopharyngeal nerve

얼굴신경(7번 뇌신경)
facial nerve

미주신경(10번 뇌신경)
vagus nerve

대뇌겉질 감각영역
sensory area of cerebral cortex

대뇌

속섬유막
internal capsule

◐ 시상 배쪽뒤안쪽핵
ventral posteromedial nucleus of thalamus
머리 부분의 몸감각신경섬유를 중계해 대뇌겉질로 보낸다.

중간뇌

◐ 삼차신경 운동영역
motor nucleus of trigeminal nerve
씹기근육의 운동을 관장한다.

다리뇌

삼차신경 주감각핵
principal sensory nucleus of trigeminal nerve

삼차신경척수핵
spinal trigeminal nucleus

숨뇌

척수

뇌신경의 몸감각 전도로
(대뇌에서 숨뇌까지의 단면도)

대뇌

대뇌겉질 감각영역

속섬유막
internal capsule

◯ 시상 배쪽뒤안쪽핵
ventral posteromedial nucleus of thalamus
머리 부위 감각의 섬유를 중계해 대뇌겉질에 이른다.

머리 부위 감각의 전도로

머리의 감각을 전달하는 신경로는 삼차신경 배쪽로(섬세한 촉압각), 등쪽로(거친 촉압각), 가쪽로(통각과 온도감각)가 있다. 이들은 각각 척수의 긴뒤섬유기둥로, 앞척수시상로, 가쪽척수시상로에 해당한다.

중간뇌

◯ 삼차신경 주감각핵
principal sensory nucleus of trigeminal nerve
얼굴의 섬세한 촉각을 전달하는 섬유가 끝나는 곳이다. 숨뇌의 뒤섬유기둥핵에 해당하는 신경핵이다.

◯ 삼차신경 배쪽로
이차신경세포는 안쪽섬유띠의 가장 안 등쪽을 올라 시상에서 끝난다.

다리뇌

섬세한 촉압각

거친 촉압각

통각과 온도감각

삼차신경절
trigeminal ganglion

◯ 삼차신경 등쪽로
dorsal trigeminal tract
얼굴의 거친 촉압각을 전달한다. 통각처럼 삼차신경척수핵의 하부에서 중계되어 반대쪽을 올라간다. 척수의 앞척수시상로에 해당한다.

숨뇌 상부

◯ 삼차신경척수로
spinal tract of trigeminal nerve
삼차신경절의 중추가지가 다리뇌로 들어간 뒤 내려가다가 척수핵에서 끝난다.

◯ 삼차신경척수핵
spinal trigeminal nucleus
통각과 온도감각을 전달하는 섬유는 척수핵 하부에서 이차신경세포에 접속한다.

숨뇌 하부

◯ 삼차신경 가쪽로
lateral trigeminal tract
얼굴의 통각과 온도감각신경섬유가 지나간다. 삼차신경척수핵 하부에서 중계된 이차신경세포는 반대쪽으로 이동해 숨뇌에서는 피라미드와 올리브핵 사이를, 다리뇌와 중간뇌에서는 안쪽섬유띠의 가쪽을 오른다.

척수소뇌로 *spinocerebellar tract*

위치와 특징

뇌와 힘줄에 있는 뻗침수용기(신경근육방추나 골지힘줄기관)에서 얻을 수 있는 몸의 위치나 자세에 관련된 감각을 고유감각이라고 한다. 의식할 수 있는 일부 고유감각은 섬세한 촉압각처럼 뒤섬유기둥 안쪽섬유띠 계통을 지나 반대쪽 대뇌겉질의 몸감각영역으로 간다. 반면 의식하지 못하는 고유감각은 같은쪽 소뇌(56쪽)로 보내져 자세나 근육의 긴장을 조절한다. 이러한 섬유의 오름로를 척수소뇌로라고 한다. 하반신 감각을 전달하는 앞·뒤척수소뇌로와 상반신 감각을 전달하는 덧쐐기핵소뇌로가 있다.

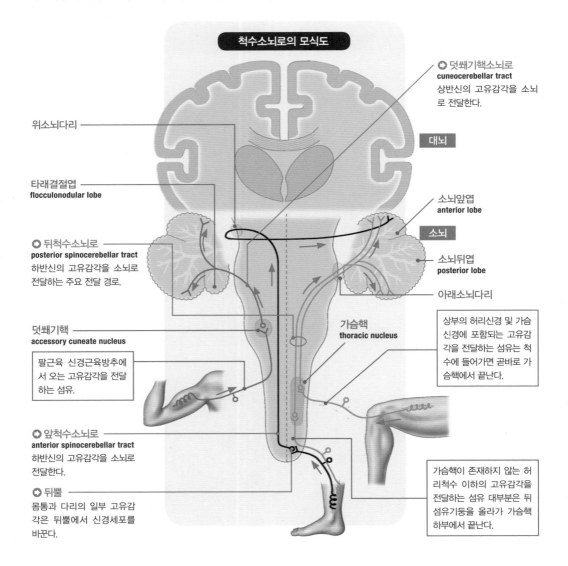

척수소뇌로의 모식도

◐ 덧쐐기핵소뇌로
cuneocerebellar tract
상반신의 고유감각을 소뇌로 전달한다.

대뇌

위소뇌다리

소뇌앞엽
anterior lobe

소뇌

타래결절엽
flocculonodular lobe

소뇌뒤엽
posterior lobe

◐ 뒤척수소뇌로
posterior spinocerebellar tract
하반신의 고유감각을 소뇌로 전달하는 주요 전달 경로.

아래소뇌다리

덧쐐기핵
accessory cuneate nucleus

가슴핵
thoracic nucleus

상부의 허리신경 및 가슴신경에 포함되는 고유감각을 전달하는 섬유는 척수에 들어가면 곧바로 가슴핵에서 끝난다.

팔근육 신경근육방추에서 오는 고유감각을 전달하는 섬유.

◐ 앞척수소뇌로
anterior spinocerebellar tract
하반신의 고유감각을 소뇌로 전달한다.

◐ 뒤뿔
몸통과 다리의 일부 고유감각은 뒤뿔에서 신경세포를 바꾼다.

가슴핵이 존재하지 않는 허리척수 이하의 고유감각을 전달하는 섬유 대부분은 뒤섬유기둥을 올라가 가슴핵 하부에서 끝난다.

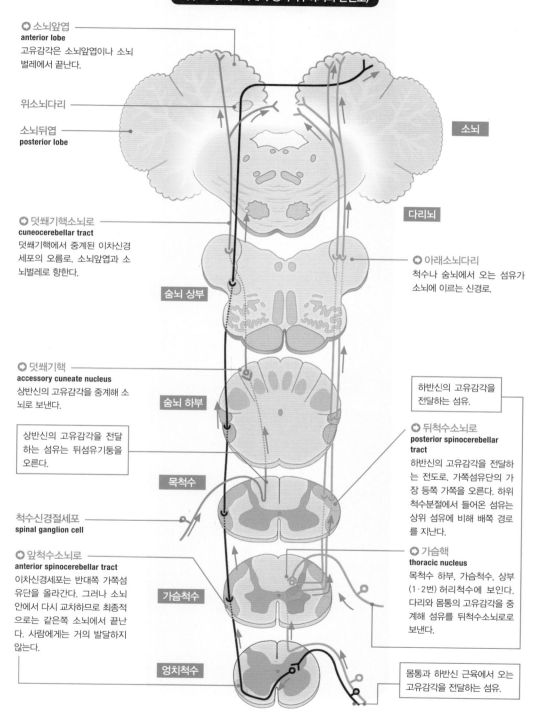

척수소뇌로(소뇌에서 엉치척수까지의 단면도)

○ 소뇌앞엽
anterior lobe
고유감각은 소뇌앞엽이나 소뇌벌레에서 끝난다.

위소뇌다리

소뇌뒤엽
posterior lobe

소뇌

다리뇌

○ 덧쐐기핵소뇌로
cuneocerebellar tract
덧쐐기핵에서 중계된 이차신경세포의 오름로. 소뇌앞엽과 소뇌벌레로 향한다.

숨뇌 상부

○ 아래소뇌다리
척수나 숨뇌에서 오는 섬유가 소뇌에 이르는 신경로.

○ 덧쐐기핵
accessory cuneate nucleus
상반신의 고유감각을 중계해 소뇌로 보낸다.

숨뇌 하부

하반신의 고유감각을 전달하는 섬유.

상반신의 고유감각을 전달하는 섬유는 뒤섬유기둥을 오른다.

목척수

○ 뒤척수소뇌로
posterior spinocerebellar tract
하반신의 고유감각을 전달하는 전도로. 가쪽섬유단의 가장 등쪽 가쪽을 오른다. 하위 척수분절에서 들어온 섬유는 상위 섬유에 비해 배쪽 경로를 지난다.

척수신경절세포
spinal ganglion cell

○ 앞척수소뇌로
anterior spinocerebellar tract
이차신경세포는 반대쪽 가쪽섬유단을 올라간다. 그러나 소뇌 안에서 다시 교차하므로 최종적으로는 같은쪽 소뇌에서 끝난다. 사람에게는 거의 발달하지 않는다.

가슴척수

○ 가슴핵
thoracic nucleus
목척수 하부, 가슴척수, 상부(1·2번) 허리척수에 보인다. 다리와 몸통의 고유감각을 중계해 섬유를 뒤척수소뇌로로 보낸다.

엉치척수

몸통과 하반신 근육에서 오는 고유감각을 전달하는 섬유.

후각로 *olfactory pathways*

위치와 특징

후각세포의 축삭(1번 뇌신경)은 후각망울 승모세포의 가지돌기에 접속한다. 이차신경세포인 승모세포의 축삭은 가쪽후각섬유줄을 만들어 후각 섬유단 뒤쪽으로 가고, 관자엽 밑면의 안쪽 앞 부위에서 끝난다. 이 영역이 일차후각겉질로 알려져 있는 곳이다. 후각로는 시상에서 중계하지 않는 유일한 감각로다.

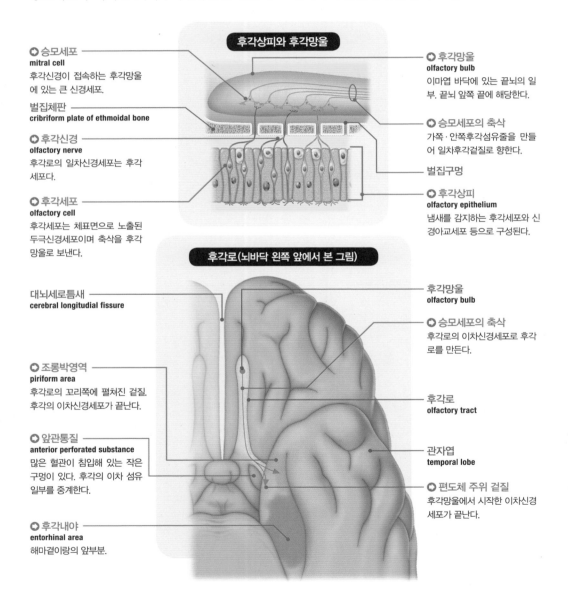

후각상피와 후각망울

승모세포
mitral cell
후각신경이 접속하는 후각망울에 있는 큰 신경세포.

벌집체판
cribriform plate of ethmoidal bone

후각신경
olfactory nerve
후각로의 일차신경세포는 후각세포다.

후각세포
olfactory cell
후각세포는 체표면으로 노출된 두극신경세포이며 축삭을 후각망울로 보낸다.

후각망울
olfactory bulb
이마엽 바닥에 있는 끝뇌의 일부. 끝뇌 앞쪽 끝에 해당한다.

승모세포의 축삭
가쪽·안쪽후각섬유줄을 만들어 일차후각겉질로 향한다.

벌집구멍

후각상피
olfactory epithelium
냄새를 감지하는 후각세포와 신경아교세포 등으로 구성된다.

후각로(뇌바닥 왼쪽 앞에서 본 그림)

대뇌세로틈새
cerebral longitudial fissure

조롱박영역
piriform area
후각로의 꼬리쪽에 펼쳐진 겉질. 후각의 이차신경세포가 끝난다.

앞관통질
anterior perforated substance
많은 혈관이 침입해 있는 작은 구멍이 있다. 후각의 이차 섬유 일부를 중계한다.

후각내야
entorhinal area
해마곁이랑의 앞부분.

후각망울
olfactory bulb

승모세포의 축삭
후각로의 이차신경세포로 후각로를 만든다.

후각로
olfactory tract

관자엽
temporal lobe

편도체 주위 겉질
후각망울에서 시작한 이차신경세포가 끝난다.

시각로 *optic pathways*

위치와 특징

시각의 전도로. 빛 정보를 수용하는 것은 망막의 시각세포(막대세포와 원뿔세포)다. 이 세포에 접속하는 두극세포가 시각의 일차신경세포이며, 망막의 안쪽 그물층으로 이차신경세포인 망막신경절세포에 접속한다. 망막신경절세포의 축삭은 시각신경이 되어 눈확을 나온다. 망막 안쪽 절반에서 나온 것은 반대쪽, 가쪽 절반에서 나온 것은 같은쪽 가쪽무릎체에 이른다. 삼차신경세포는 가쪽무릎체에서 나와 시각부챗살을 형성하고 뒤통수엽, 새발톱고랑 주변의 시각영역에 이른다.

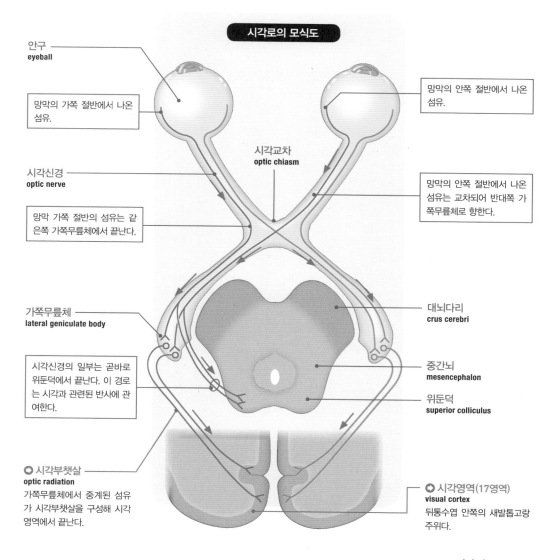

시각로의 모식도

안구
eyeball

망막의 가쪽 절반에서 나온 섬유.

시각교차
optic chiasm

망막의 안쪽 절반에서 나온 섬유.

시각신경
optic nerve

망막 가쪽 절반의 섬유는 같은쪽 가쪽무릎체에서 끝난다.

망막의 안쪽 절반에서 나온 섬유는 교차되어 반대쪽 가쪽무릎체로 향한다.

가쪽무릎체
lateral geniculate body

시각신경의 일부는 곧바로 위둔덕에서 끝난다. 이 경로는 시각과 관련된 반사에 관여한다.

대뇌다리
crus cerebri

중간뇌
mesencephalon

위둔덕
superior colliculus

◐ 시각부챗살
optic radiation
가쪽무릎체에서 중계된 섬유가 시각부챗살을 구성해 시각영역에서 끝난다.

◐ 시각영역(17영역)
visual cortex
뒤통수엽 안쪽의 새발톱고랑 주위다.

미각로 *gustatory tract*

위치와 특징

미각은 음식물에 포함된 화학물질이 맛봉오리의 미각세포에 들어 있는 신맛, 짠맛, 쓴맛, 단맛, 감칠맛의 수용기에 결합되면서 생겨난다.

미각은 미각세포에 접속해 얼굴신경, 혀인두신경, 미주신경을 통해 전달된다. 모두 고립로핵과 시상에서 중계되어 마루덮개의 미각영역에 이른다.

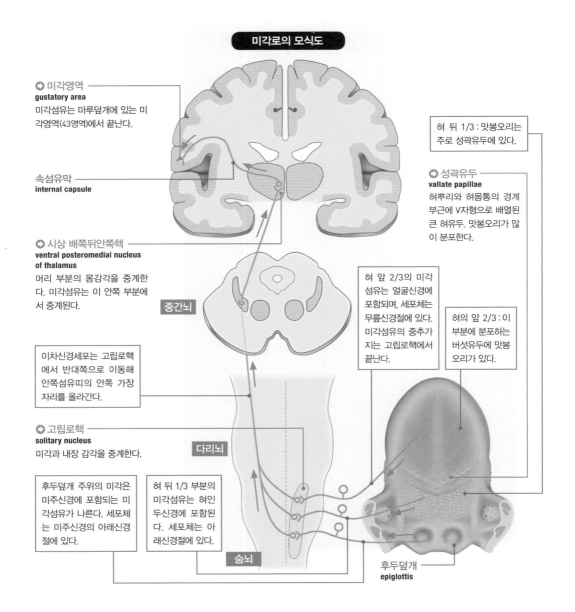

미각로의 모식도

◑ 미각영역
gustatory area
미각섬유는 마루덮개에 있는 미각영역(43영역)에서 끝난다.

속섬유막
internal capsule

◑ 시상 배쪽뒤안쪽핵
ventral posteromedial nucleus of thalamus
머리 부분의 몸감각을 중계한다. 미각섬유는 이 안쪽 부분에서 중계된다.

중간뇌

이차신경세포는 고립로핵에서 반대쪽으로 이동해 안쪽섬유띠의 안쪽 가장자리를 올라간다.

◑ 고립로핵
solitary nucleus
미각과 내장 감각을 중계한다.

다리뇌

후두덮개 주위의 미각은 미주신경에 포함되는 미각섬유가 나른다. 세포체는 미주신경의 아래신경절에 있다.

혀 뒤 1/3 부분의 미각섬유는 혀인두신경에 포함된다. 세포체는 아래신경절에 있다.

숨뇌

혀 뒤 1/3 : 맛봉오리는 주로 성곽유두에 있다.

◑ 성곽유두
vallate papillae
혀뿌리와 혀몸통의 경계 부근에 V자형으로 배열된 큰 혀유두. 맛봉오리가 많이 분포한다.

혀 앞 2/3의 미각섬유는 얼굴신경에 포함되며, 세포체는 무릎신경절에 있다. 미각섬유의 중추가지는 고립로핵에서 끝난다.

혀의 앞 2/3 : 이 부분에 분포하는 버섯유두에 맛봉오리가 있다.

후두덮개
epiglottis

청각로 *auditory pathways*

위치와 특징

나선기관(코르티기관)의 유모 섬유에 접속하는 청각의 일차신경세포는 나선신경절의 두극세포다. 중추가지는 달팽이신경(안뜰신경과 함께 속귀신경을 구성하는 신경)이 되어 다리뇌의 등쪽·배쪽달팽이핵에서 끝난다. 이차신경세포의 대부분은 반대쪽 가쪽섬유띠를 올라 아래둔덕핵과 시상의 안쪽무릎체에서 중계되어 청각영역에 이른다.

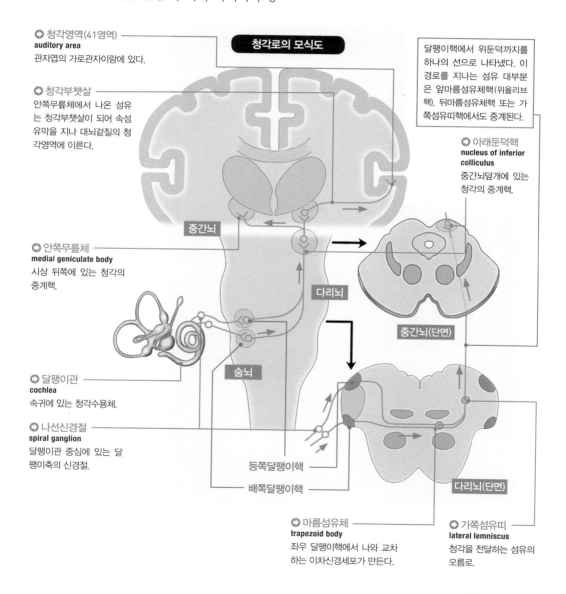

청각로의 모식도

○ 청각영역(41영역)
auditory area
관자엽의 가로관자이랑에 있다.

○ 청각부챗살
안쪽무릎체에서 나온 섬유는 청각부챗살이 되어 속섬유막을 지나 대뇌겉질의 청각영역에 이른다.

○ 안쪽무릎체
medial geniculate body
시상 뒤쪽에 있는 청각의 중계핵.

○ 달팽이관
cochlea
속귀에 있는 청각수용체.

○ 나선신경절
spiral ganglion
달팽이관 중심에 있는 달팽이축의 신경절.

중간뇌

다리뇌

숨뇌

등쪽달팽이핵

배쪽달팽이핵

달팽이핵에서 위둔덕까지를 하나의 선으로 나타냈다. 이 경로를 지나는 섬유 대부분은 앞마름섬유체핵(위올리브핵), 뒤마름섬유체핵 또는 가쪽섬유띠핵에서도 중계된다.

○ 아래둔덕핵
nucleus of inferior colliculus
중간뇌덮개에 있는 청각의 중계핵.

중간뇌(단면)

다리뇌(단면)

○ 마름섬유체
trapezoid body
좌우 달팽이핵에서 나와 교차하는 이차신경세포가 만든다.

○ 가쪽섬유띠
lateral lemniscus
청각을 전달하는 섬유의 오름로.

평형감각 전도로 *vestibular pathways*

위치와 특징

평형감각수용기인 속귀의 안뜰기관(세반고리관의 팽대능선과 타원주머니, 원형주머니의 평형반)에 있는 머리 위치와 운동 관련 정보는 안뜰신경에 의해 전달된다. 보통은 안뜰핵을 경유해 소뇌와 뇌줄기에 이르며, 일부는 대뇌겉질에 도달한다.

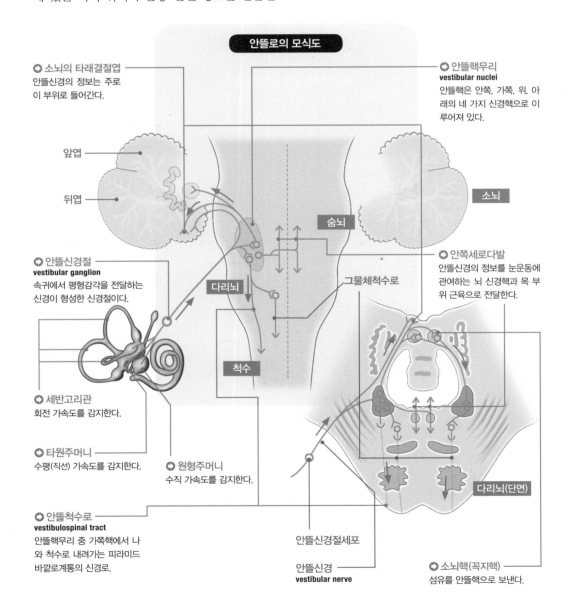

안뜰로의 모식도

◆ 소뇌의 타래결절엽
안뜰신경의 정보는 주로 이 부위로 들어간다.

앞엽

뒤엽

◆ 안뜰신경절
vestibular ganglion
속귀에서 평형감각을 전달하는 신경이 형성한 신경절이다.

◆ 세반고리관
회전 가속도를 감지한다.

◆ 타원주머니
수평(직선) 가속도를 감지한다.

◆ 원형주머니
수직 가속도를 감지한다.

◆ 안뜰척수로
vestibulospinal tract
안뜰핵무리 중 가쪽핵에서 나와 척수로 내려가는 피라미드 바깥로계통의 신경로.

숨뇌

소뇌

다리뇌

그물체척수로

척수

◆ 안뜰핵무리
vestibular nuclei
안뜰핵은 안쪽, 가쪽, 위, 아래의 네 가지 신경핵으로 이루어져 있다.

◆ 안쪽세로다발
안뜰신경의 정보를 눈운동에 관여하는 뇌 신경핵과 목 부위 근육으로 전달한다.

다리뇌(단면)

안뜰신경절세포

안뜰신경
vestibular nerve

◆ 소뇌핵(꼭지핵)
섬유를 안뜰핵으로 보낸다.

피라미드로(겉질핵로) *pyramidal tract (corticonuclear tract)*

위치와 특징

맘대로운동을 명령하는 신경은 주로 운동영역 (4영역)에서 나와, 뇌줄기의 운동신경핵(겉질핵로)이나 척수의 앞뿔세포(가쪽겉질척수로)에서 끝난다. 이 운동성 전도로를 피라미드로라고 한다. 겉질핵섬유는 피라미드로를 내려가다 표적 신경핵 높이에서 교차해 반대쪽 신경핵 또는 양쪽에서 끝난다. 이들 대부분은 표적 신경핵 주위에서 사이신경세포에 접속해 운동신경세포를 간접적으로 통제한다.

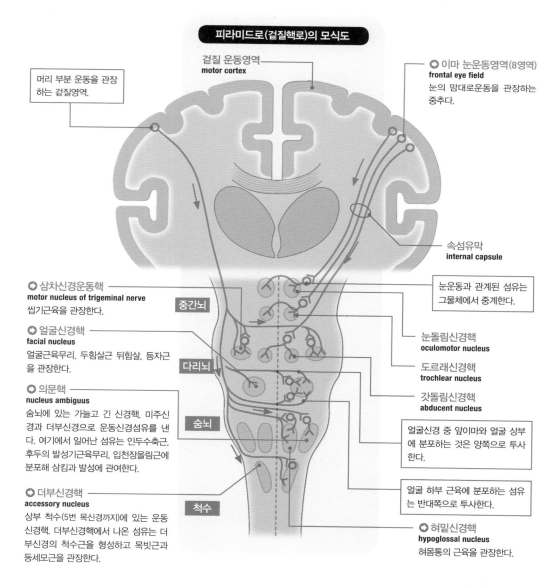

피라미드로(겉질핵로)의 모식도

머리 부분 운동을 관장하는 겉질영역.

겉질 운동영역
motor cortex

○ 이마 눈운동영역(8영역)
frontal eye field
눈의 맘대로운동을 관장하는 중추다.

속섬유막
internal capsule

○ 삼차신경운동핵
motor nucleus of trigeminal nerve
씹기근육을 관장한다.

중간뇌

눈운동과 관계된 섬유는 그물체에서 중계한다.

○ 얼굴신경핵
facial nucleus
얼굴근육무리, 두힘살근 뒤힘살, 등자근을 관장한다.

다리뇌

눈돌림신경핵
oculomotor nucleus

도르래신경핵
trochlear nucleus

○ 의문핵
nucleus ambiguus
숨뇌에 있는 가늘고 긴 신경핵. 미주신경과 더부신경으로 운동신경섬유를 낸다. 여기에서 일어난 섬유는 인두수축근, 후두의 발성기근육무리, 입천장올림근에 분포해 삼킴과 발성에 관여한다.

갓돌림신경핵
abducent nucleus

얼굴신경 중 앞이마와 얼굴 상부에 분포하는 것은 양쪽으로 투사한다.

숨뇌

○ 더부신경핵
accessory nucleus
상부 척수(5번 목신경까지)에 있는 운동신경핵. 더부신경핵에서 나온 섬유는 더부신경의 척수근을 형성하고 목빗근과 등세모근을 관장한다.

척수

얼굴 하부 근육에 분포하는 섬유는 반대쪽으로 투사한다.

○ 허밑신경핵
hypoglossal nucleus
혀몸통의 근육을 관장한다.

피라미드로(겉질척수로) *pyramidal tract (corticospinal tract)*

위치와 특징

몸과 팔다리 뼈대근육의 맘대로운동을 주관하는 피라미드로섬유는 속섬유막, 중간뇌의 대뇌다리, 다리뇌세로다발, 숨뇌의 피라미드를 내려가 숨뇌 하단에서 약 90%의 섬유가 교차한다. 이를 피라미드교차라고 한다. 피라미드로섬유는 반대쪽 척수의 가쪽겉질척수로를 계속 내려가 표적 앞뿔세포에 직접 또는 사이세포를 통해 끝난다. 일부 피라미드로섬유는 숨뇌에서 교차하지 않고 같은쪽 척수의 앞겉질척수로를 목표한 높이까지 내려가 백색질맞교차에서 교차해 반대쪽 앞뿔세포로 연결된다. 겉질핵로섬유는 양쪽에서 끝나는 경우가 많으나 겉질척수로섬유는 모두 반대쪽에서 끝난다.

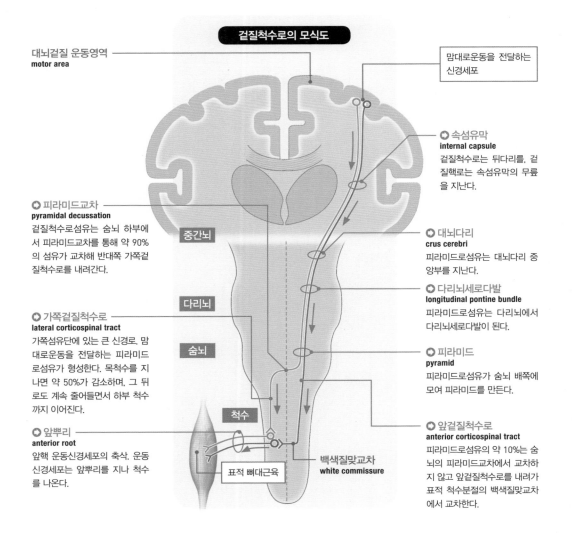

겉질척수로의 모식도

대뇌겉질 운동영역
motor area

맘대로운동을 전달하는 신경세포

○ 속섬유막
internal capsule
겉질척수로는 뒤다리를, 겉질핵로는 속섬유막의 무릎을 지난다.

○ 피라미드교차
pyramidal decussation
겉질척수로섬유는 숨뇌 하부에서 피라미드교차를 통해 약 90%의 섬유가 교차해 반대쪽 가쪽겉질척수로를 내려간다.

중간뇌

○ 대뇌다리
crus cerebri
피라미드로섬유는 대뇌다리 중앙부를 지난다.

다리뇌

○ 다리뇌세로다발
longitudinal pontine bundle
피라미드로섬유는 다리뇌에서 다리뇌세로다발이 된다.

○ 가쪽겉질척수로
lateral corticospinal tract
가쪽섬유단에 있는 큰 신경로. 맘대로운동을 전달하는 피라미드로섬유가 형성한다. 목척수를 지나면 약 50%가 감소하며, 그 뒤로도 계속 줄어들면서 하부 척수까지 이어진다.

숨뇌

○ 피라미드
pyramid
피라미드로섬유가 숨뇌 배쪽에 모여 피라미드를 만든다.

척수

○ 앞뿌리
anterior root
앞핵 운동신경세포의 축삭. 운동신경세포는 앞뿌리를 지나 척수를 나온다.

표적 뼈대근육

백색질맞교차
white commissure

○ 앞겉질척수로
anterior corticospinal tract
피라미드로섬유의 약 10%는 숨뇌의 피라미드교차에서 교차하지 않고 앞겉질척수로를 내려가 표적 척수분절의 백색질맞교차에서 교차한다.

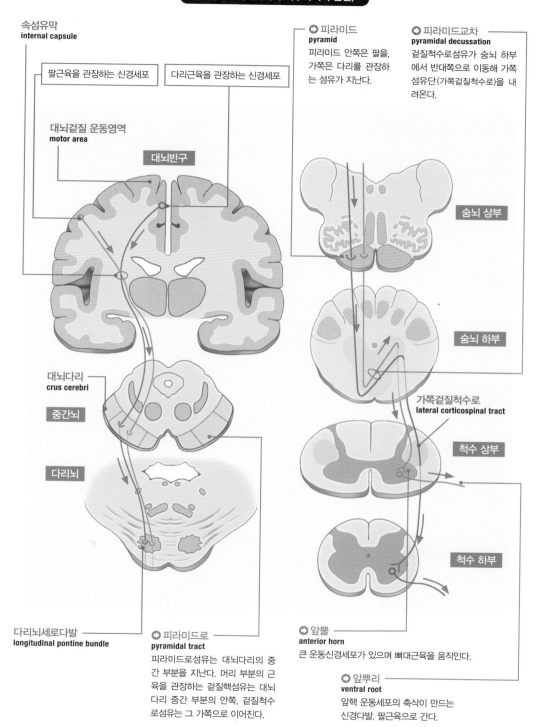

속섬유막
internal capsule

팔근육을 관장하는 신경세포

다리근육을 관장하는 신경세포

대뇌겉질 운동영역
motor area

대뇌반구

대뇌다리
crus cerebri

중간뇌

다리뇌

다리뇌세로다발
longitudinal pontine bundle

◐ **피라미드로**
pyramidal tract
피라미드로섬유는 대뇌다리의 중
간 부분을 지난다. 머리 부분의 근
육을 관장하는 겉질핵섬유는 대뇌
다리 중간 부분의 안쪽, 겉질척수
로섬유는 그 가쪽으로 이어진다.

◐ **피라미드**
pyramid
피라미드 안쪽은 팔을,
가쪽은 다리를 관장하
는 섬유가 지난다.

◐ **피라미드교차**
pyramidal decussation
겉질척수로섬유가 숨뇌 하부
에서 반대쪽으로 이동해 가쪽
섬유단(가쪽겉질척수로)을 내
려온다.

숨뇌 상부

숨뇌 하부

가쪽겉질척수로
lateral corticospinal tract

척수 상부

척수 하부

◐ **앞뿔**
anterior horn
큰 운동신경세포가 있으며 뼈대근육을 움직인다.

◐ **앞뿌리**
ventral root
앞핵 운동세포의 축삭이 만드는
신경다발. 팔근육으로 간다.

피라미드바깥로계통 *extrapyramidal system*

위치와 특징

피라미드 이외의 경로를 내려가는 모든 운동신경로를 피라미드바깥로계통이라고 한다. 뼈대근육의 무의식적인 운동을 주관하고, 자세 조절이나 반사적 운동을 가능하게 한다. 피라미드바깥로계통은 겉질의 피라미드바깥로계통, 줄무늬체 창백핵의 피라미드바깥로계통, 소뇌의 피라미드바깥로계통에 접속해 척수 앞뿔과 교류하는 중간뇌~척수의 피라미드바깥로계통(그물체척수로, 덮개척수로, 적색척수로, 안뜰척수로, 중심뒤판로, 안쪽세로다발을 포함)으로 나뉜다.

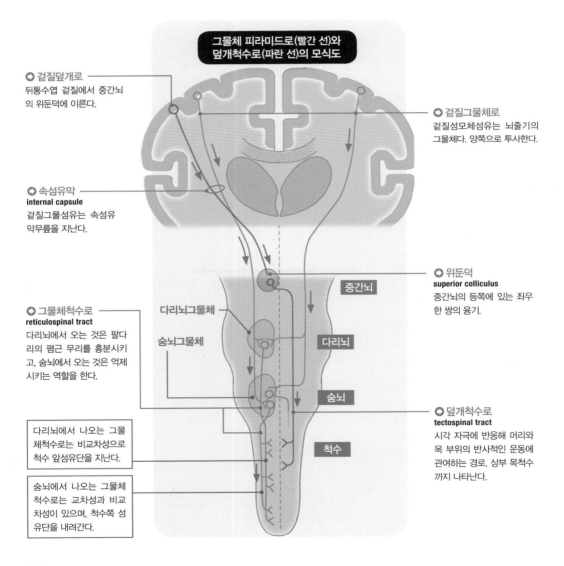

그물체 피라미드로(빨간 선)와 덮개척수로(파란 선)의 모식도

○ **겉질덮개로**
뒤통수엽 겉질에서 중간뇌의 위둔덕에 이른다.

○ **속섬유막**
internal capsule
겉질그물섬유는 속섬유막무릎을 지난다.

○ **그물체척수로**
reticulospinal tract
다리뇌에서 오는 것은 팔다리의 폄근 무리를 흥분시키고, 숨뇌에서 오는 것은 억제시키는 역할을 한다.

다리뇌에서 나오는 그물체척수로는 비교차성으로 척수 앞섬유단을 지난다.

숨뇌에서 나오는 그물체척수로는 교차성과 비교차성이 있으며, 척수쪽 섬유단을 내려간다.

다리뇌그물체

숨뇌그물체

중간뇌

다리뇌

숨뇌

척수

○ **겉질그물체로**
겉질섬모체섬유는 뇌줄기의 그물체다. 양쪽으로 투사한다.

○ **위둔덕**
superior colliculus
중간뇌의 등쪽에 있는 좌우 한 쌍의 융기.

○ **덮개척수로**
tectospinal tract
시각 자극에 반응해 머리와 목 부위의 반사적인 운동에 관여하는 경로. 상부 목척수까지 나타난다.

적색척수로(빨간 선)와 안뜰척수로(파란 선)의 모식도

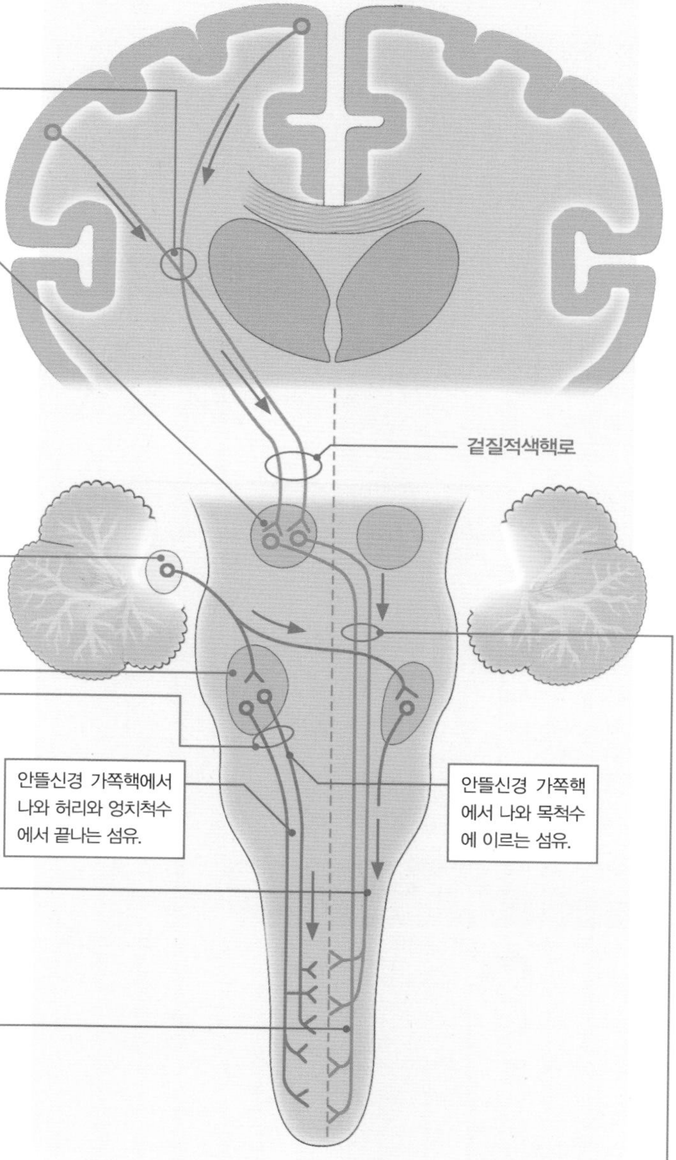

○ 속섬유막
internal capsule
겉질적색섬유는 속섬유막 뒤다리의
머리쪽을 지난다.

○ 적색핵
red nucleus
중간뇌덮개에 있는 신경핵. 대뇌겉질
과 소뇌로부터 입력을 받는다. 척수
로 내려가는 운동신경섬유와 숨뇌의
올리브핵 등으로 섬유를 보낸다.

○ 소뇌의 꼭지핵
소뇌핵 중 하나. 소뇌에서 오는 자극
을 안뜰핵으로 전달한다.

○ 안뜰핵무리
vestibular nuclei
네 개의 핵이 무리지어 있다. 안뜰척
수로는 그중 가쪽핵에서 나온다.

겉질적색핵로

○ 안뜰척수로
vestibulospinal tract
척수의 앞섬유단을 교차하지 않고 내려가
척수 앞뿔의 사이신경세포에서 끝난다. 폄
근을 긴장시키고 허리 근육의 활동을 억제
해 몸의 평형을 유지한다.

안뜰신경 가쪽핵에서
나와 허리와 엉치척수
에서 끝나는 섬유.

안뜰신경 가쪽핵
에서 나와 목척수
에 이르는 섬유.

적색핵의 등쪽 안쪽에서 나오는
섬유는 목척수쪽 섬유단을 내려
가 팔근육을 관장한다.

적색핵의 배쪽 가쪽에서 나오는
섬유는 허리와 엉치척수까지 내
려가 다리근육을 관장한다.

○ 적색척수로
rubroapinal tract
주로 목척수에서 끝난다. 팔의 굽힘
근을 긴장시키는 동시에 폄근무리
또는 항중력근의 활동을 억제한다.

브라운 세카르 증후군

위치와 특징

브라운 세카르 증후군은 혈류순환장애, 염증, 종양, 외상 등으로 인해 특정 척수분절에서 한쪽에만 장애가 생겼을 때 나타난다. 장애 부위 밑에 있는 척수분절의 촉각과 고유감각 및 반대쪽 통각과 온도감각이 소실되는 것이 주요 증상인데, 이를 감각 분리라고 한다. 장애 부위의 같은쪽 운동도 함께 마비된다.

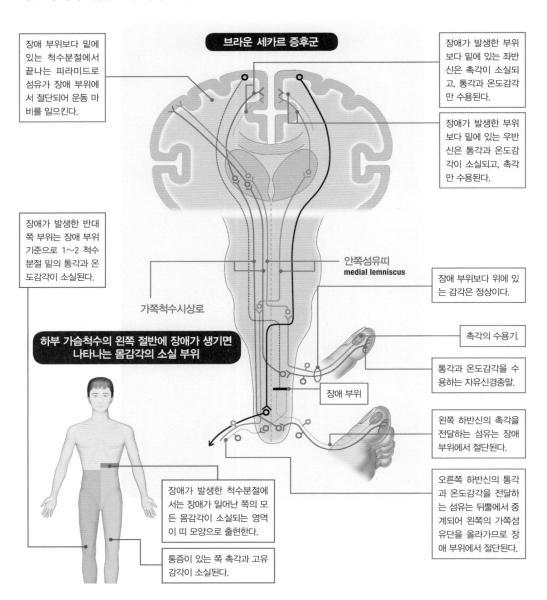

브라운 세카르 증후군

장애 부위보다 밑에 있는 척수분절에서 끝나는 피라미드로 섬유가 장애 부위에서 절단되어 운동 마비를 일으킨다.

장애가 발생한 부위보다 밑에 있는 좌반신은 촉각이 소실되고, 통각과 온도감각만 수용된다.

장애가 발생한 부위보다 밑에 있는 우반신은 통각과 온도감각이 소실되고, 촉각만 수용된다.

장애가 발생한 반대쪽 부위는 장애 부위 기준으로 1~2 척수분절 밑의 통각과 온도감각이 소실된다.

안쪽섬유띠
medial lemniscus

장애 부위보다 위에 있는 감각은 정상이다.

가쪽척수시상로

하부 가슴척수의 왼쪽 절반에 장애가 생기면 나타나는 몸감각의 소실 부위

장애 부위

촉각의 수용기.

통각과 온도감각을 수용하는 자유신경종말.

왼쪽 하반신의 촉각을 전달하는 섬유는 장애 부위에서 절단된다.

오른쪽 하반신의 통각과 온도감각을 전달하는 섬유는 뒤뿔에서 중계되어 왼쪽의 가쪽섬유단을 올라가므로 장애 부위에서 절단된다.

장애가 발생한 척수분절에서는 장애가 일어난 쪽의 모든 몸감각이 소실되는 영역이 띠 모양으로 출현한다.

통증이 있는 쪽 촉각과 고유감각이 소실된다.

제6장

말초신경계통 – 뇌신경
Peripheral nervous system - cranial nerves

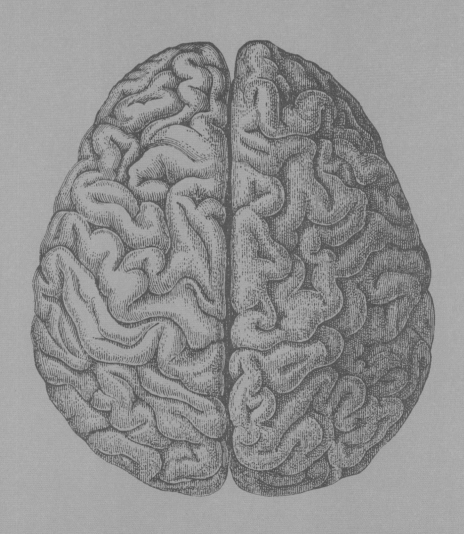

뇌신경의 구성

위치와 특징

뇌에서 직접 나오는 말초신경을 뇌신경이라고 하며 12쌍(1~12번 뇌신경 또는 I~XII)이 있다.

뇌신경은 운동·감각·부교감신경섬유를 포함하고 있지만 교감신경섬유는 포함하지 않는다.

뇌바닥의 뇌신경 뿌리와 주요 표적

(빨간 선은 운동, 파란 선은 감각, 초록 선은 부교감신경섬유를 나타냄)

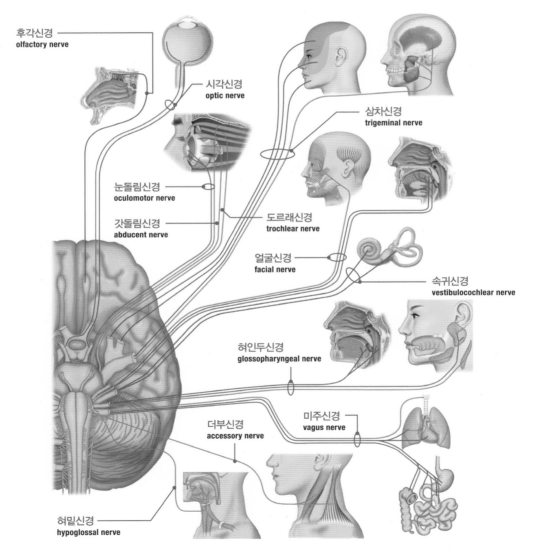

후각신경
olfactory nerve

시각신경
optic nerve

삼차신경
trigeminal nerve

눈돌림신경
oculomotor nerve

갓돌림신경
abducent nerve

도르래신경
trochlear nerve

얼굴신경
facial nerve

속귀신경
vestibulocochlear nerve

혀인두신경
glossopharyngeal nerve

더부신경
accessory nerve

미주신경
vagus nerve

혀밑신경
hypoglossal nerve

후각신경-1번 뇌신경(감각신경)

위치와 특징

후각신경(1번 뇌신경)은 코안의 후각상피에서 사이에 있는 벌집체판을 통과해 인접한 후각망울에 냄새 정보를 전달하는 미세한 신경이다. 후각세포는 체표면으로 노출된 신경세포이며, 가지돌기에 해당하는 후각섬모는 냄새 물질의 수용체를 지니고 있다. 후각세포의 축삭은 합쳐져 후각신경이 되고, 벌집체판의 미세 구멍을 통과해 후각망울에 도달한다.

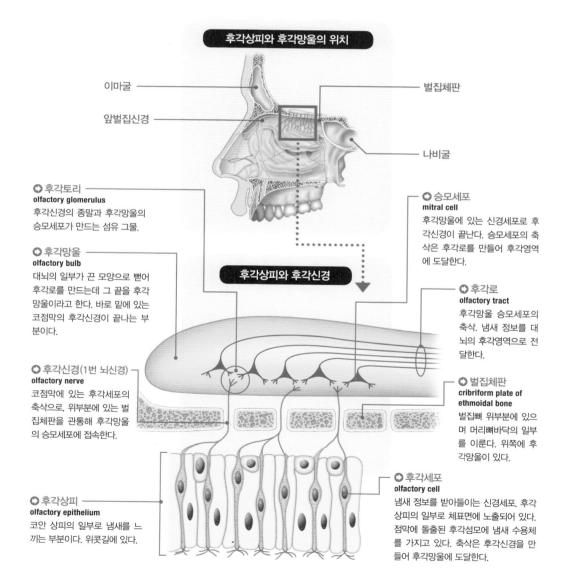

후각상피와 후각망울의 위치

- 이마굴
- 앞벌집신경
- 벌집체판
- 나비굴

후각토리
olfactory glomerulus
후각신경의 종말과 후각망울의 승모세포가 만드는 섬유 그물.

후각망울
olfactory bulb
대뇌의 일부가 끈 모양으로 뻗어 후각로를 만드는데 그 끝을 후각망울이라고 한다. 바로 밑에 있는 코점막의 후각신경이 끝나는 부분이다.

후각신경(1번 뇌신경)
olfactory nerve
코점막에 있는 후각세포의 축삭으로, 위부분에 있는 벌집체판을 관통해 후각망울의 승모세포에 접속한다.

후각상피
olfactory epithelium
코안 상피의 일부로 냄새를 느끼는 부분이다. 위콧길에 있다.

후각상피와 후각신경

승모세포
mitral cell
후각망울에 있는 신경세포로 후각신경이 끝난다. 승모세포의 축삭은 후각로를 만들어 후각영역에 도달한다.

후각로
olfactory tract
후각망울 승모세포의 축삭. 냄새 정보를 대뇌의 후각영역으로 전달한다.

벌집체판
cribriform plate of ethmoidal bone
벌집뼈 위부분에 있으며 머리뼈바닥의 일부를 이룬다. 위쪽에 후각망울이 있다.

후각세포
olfactory cell
냄새 정보를 받아들이는 신경세포. 후각상피의 일부로 체표면에 노출되어 있다. 점막에 돌출된 후각섬모에 냄새 수용체를 가지고 있다. 축삭은 후각신경을 만들어 후각망울에 도달한다.

시각신경-2번 뇌신경(감각신경)

위치와 특징

시각신경(2번 뇌신경)은 망막에 있는 망막신경 절세포의 축삭이 합해져 생긴 큰 섬유다발로, 눈확에서 시각신경관을 지나 머리뼈 안으로 들어간다. 안구 안쪽 절반의 망막에서 나오는 섬유는 사이뇌바닥에서 교차해(시각교차) 반대쪽 가쪽무릎체로 향한다. 안구 가쪽 절반의 섬유는 같은쪽으로 투사한다. 시각신경이란 눈에서 시각교차까지를 가리키며, 시각교차에서 가쪽무릎체까지는 시각로라고 부른다.

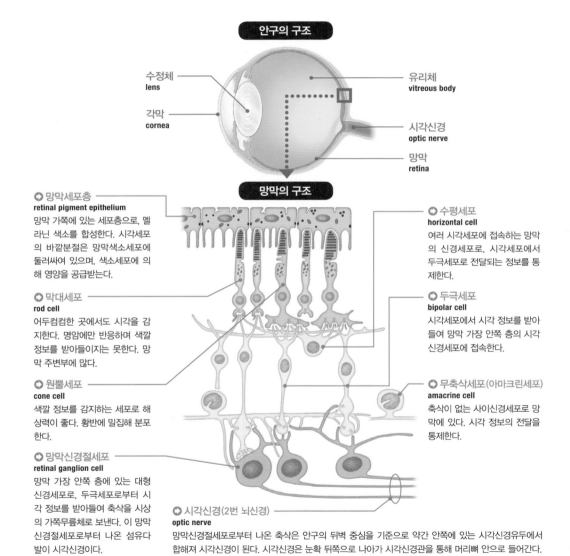

안구의 구조

수정체
lens

각막
cornea

유리체
vitreous body

시각신경
optic nerve

망막
retina

망막의 구조

◐ 망막세포층
retinal pigment epithelium
망막 가쪽에 있는 세포층으로, 멜라닌 색소를 합성한다. 시각세포의 바깥분절은 망막색소세포에 둘러싸여 있으며, 색소세포에 의해 영양을 공급받는다.

◐ 막대세포
rod cell
어두컴컴한 곳에서도 시각을 감지한다. 명암에만 반응하며 색깔 정보를 받아들이지는 못한다. 망막 주변부에 많다.

◐ 원뿔세포
cone cell
색깔 정보를 감지하는 세포로 해상력이 좋다. 황반에 밀집해 분포한다.

◐ 망막신경절세포
retinal ganglion cell
망막 가장 안쪽 층에 있는 대형 신경세포로, 두극세포로부터 시각 정보를 받아들여 축삭을 시상의 가쪽무릎체로 보낸다. 이 망막신경절세포로부터 나온 섬유다발이 시각신경이다.

◐ 수평세포
horizontal cell
여러 시각세포에 접속하는 망막의 신경세포로, 시각세포에서 두극세포로 전달되는 정보를 통제한다.

◐ 두극세포
bipolar cell
시각세포에서 시각 정보를 받아들여 망막 가장 안쪽 층의 시각신경세포에 접속한다.

◐ 무축삭세포(아마크린세포)
amacrine cell
축삭이 없는 사이신경세포로 망막에 있다. 시각 정보의 전달을 통제한다.

◐ 시각신경(2번 뇌신경)
optic nerve
망막신경절세포로부터 나온 축삭은 안구의 뒤벽 중심을 기준으로 약간 안쪽에 있는 시각신경유두에서 합해져 시각신경이 된다. 시각신경은 눈확 뒤쪽으로 나아가 시각신경관을 통해 머리뼈 안으로 들어간다.

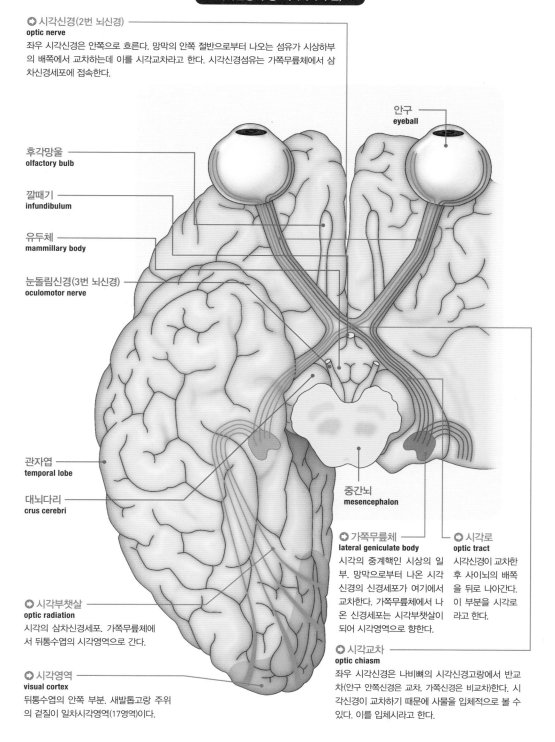

시각신경의 경로(뇌바닥 부분)

시각신경(2번 뇌신경)
optic nerve
좌우 시각신경은 안쪽으로 흐른다. 망막의 안쪽 절반으로부터 나오는 섬유가 시상하부의 배쪽에서 교차하는데 이를 시각교차라고 한다. 시각신경섬유는 가쪽무릎체에서 삼차신경세포에 접속한다.

안구
eyeball

후각망울
olfactory bulb

깔때기
infundibulum

유두체
mammillary body

눈돌림신경(3번 뇌신경)
oculomotor nerve

관자엽
temporal lobe

대뇌다리
crus cerebri

중간뇌
mesencephalon

가쪽무릎체
lateral geniculate body
시각의 중계핵인 시상의 일부. 망막으로부터 나온 시각신경의 신경세포가 여기에서 교차한다. 가쪽무릎체에서 나온 신경세포는 시각부챗살이 되어 시각영역으로 향한다.

시각로
optic tract
시각신경이 교차한 후 사이뇌의 배쪽을 뒤로 나아간다. 이 부분을 시각로라고 한다.

시각부챗살
optic radiation
시각의 삼차신경세포. 가쪽무릎체에서 뒤통수엽의 시각영역으로 간다.

시각교차
optic chiasm
좌우 시각신경은 나비뼈의 시각신경고랑에서 반교차(안구 안쪽신경은 교차, 가쪽신경은 비교차)한다. 시각신경이 교차하기 때문에 사물을 입체적으로 볼 수 있다. 이를 입체시라고 한다.

시각영역
visual cortex
뒤통수엽의 안쪽 부분. 새발톱고랑 주위의 겉질이 일차시각영역(17영역)이다.

눈운동과 관계된 뇌신경

위치와 특징

눈운동은 안구에 붙어 있는 여섯 종류의 바깥눈근육에 의해 일어난다. 이들 근육을 관장하는 신경은 눈돌림신경(3번 뇌신경), 도르래신경(4번 뇌신경), 갓돌림신경(6번 뇌신경)이다.

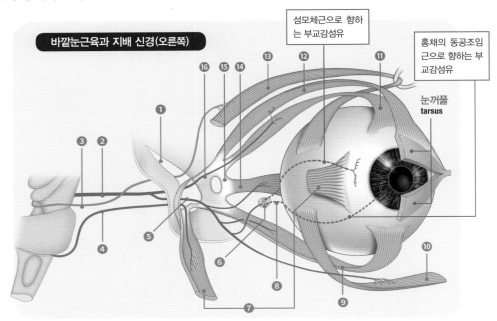

바깥눈근육과 지배 신경(오른쪽)

섬모체근으로 향하는 부교감섬유

홍채의 동공조임근으로 향하는 부교감섬유

눈꺼풀
tarsus

❶ 위눈확틈새
눈확 뒤벽의 틈새구멍. 나비뼈의 큰날개와 작은날개 사이에 있다.

❷ 눈돌림신경(3번 뇌신경)
oculomotor nerve
중간뇌의 대뇌다리 사이에서 나와 앞으로 향한다. 위눈확틈새 직전에서 위가지와 아래가지로 갈라진다.

❸ 도르래신경(4번 뇌신경)
trochlear nerve
위눈확틈새 위쪽에서 눈확으로 들어와 안쪽으로 향하며 위빗근에서 끝난다.

❹ 갓돌림신경(6번 뇌신경)
abducent nerve
위눈확틈새 아래쪽에서 눈확으로 들어와 가쪽곧은근을 관장한다.

❺ 눈돌림신경의 아래가지
안쪽곧은근, 아래곧은근, 아래빗근에 분포한다. 아래빗근으로 가는 가지에서는 섬모체신경절에 이르는 가지가 갈라져 나온다.

❻ 섬모체신경절
ciliary ganglion
중간뇌의 덧눈돌림신경핵에서 나온 부교감신경섬유는 이곳에서 신경절이후섬유에 접속한다.

❼ 가쪽곧은근(절단면)
lateral rectus muscle
안구를 가쪽으로 향하게 한다. 갓돌림신경이 관장한다.

❽ 짧은섬모체신경
섬모체신경절에서 안구로 향하는 몇 줄기의 섬유다발. 부교감신경을 포함한다.

❾ 아래곧은근
inferior rectus muscle
안구를 아래로 향하게 한다. 눈돌림신경이 관장한다.

❿ 아래빗근
inferior oblique muscle
안구를 가쪽으로 회전시킨다. 눈돌림신경이 관장한다.

⓫ 위곧은근
superior rectus muscle
안구를 위로 향하게 한다. 눈돌림신경이 관장한다.

⓬ 위눈꺼풀올림근
위눈꺼풀에 붙어 눈꺼풀을 끌어올려 눈을 뜨게 한다. 눈돌림신경이 관장한다.

⓭ 위빗근
superior oblique muscle
안구를 안쪽으로 회전시킨다. 도르래신경이 관장한다.

⓮ 안쪽곧은근
medial rectus muscle
안구를 안쪽으로 향하게 한다. 눈돌림신경이 관장한다.

⓯ 온힘줄고리
바깥눈근육의 시작점이다.

⓰ 눈돌림신경의 위가지
위눈꺼풀올림근과 위곧은근에 분포한다.

눈확신경

위치와 특징

눈확에는 시각신경 외에 바깥눈근육을 움직이는 눈돌림신경, 도르래신경, 갓돌림신경 및 삼차신경의 첫째 가지인 눈신경이 들어가 있다. 시각신경을 제외한 신경은 모두 위눈확틈새를 지난다. 눈신경의 가지는 모두 감각신경으로 안구, 코안, 눈물샘 및 이마 부위의 피부에 분포한다. 눈돌림신경은 안쪽곧은근, 아래곧은근, 위곧은근, 아래빗근 외에 위눈꺼풀올림근에도 분포한다. 도르래신경은 위빗근, 갓돌림신경은 가쪽곧은근에만 분포한다. 눈돌림신경에 포함된 부교감신경은 동공조임근과 섬모체근을 관장한다.

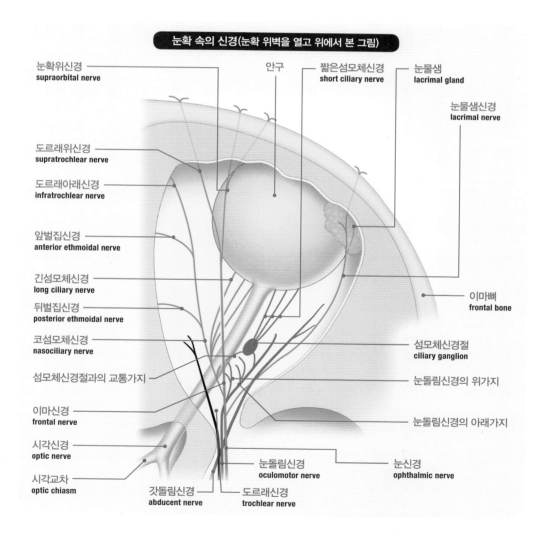

눈확 속의 신경(눈확 위벽을 열고 위에서 본 그림)

눈확위신경
supraorbital nerve

안구

짧은섬모체신경
short ciliary nerve

눈물샘
lacrimal gland

눈물샘신경
lacrimal nerve

도르래위신경
supratrochlear nerve

도르래아래신경
infratrochlear nerve

앞벌집신경
anterior ethmoidal nerve

긴섬모체신경
long ciliary nerve

뒤벌집신경
posterior ethmoidal nerve

코섬모체신경
nasociliary nerve

섬모체신경절과의 교통가지

이마신경
frontal nerve

시각신경
optic nerve

시각교차
optic chiasm

이마뼈
frontal bone

섬모체신경절
ciliary ganglion

눈돌림신경의 위가지

눈돌림신경의 아래가지

눈돌림신경
oculomotor nerve

눈신경
ophthalmic nerve

갓돌림신경
abducent nerve

도르래신경
trochlear nerve

삼차신경 ① 삼차신경의 구성

위치와 특징

삼차신경(5번 뇌신경)은 다리뇌의 중앙 부분에서 나오는 큰 뇌신경이다. 머리 부분의 몸감각을 전달하는 섬유와 씹기근육을 관장하는 운동신경섬유를 포함하고 있다. 감각신경세포의 세포체는 관자뼈바위 부분과 삼차신경절자국의 삼차신경절에 있다. 그 말초가지는 눈신경, 위턱신경, 아래턱신경의 세 뿌리로 나뉜다. 눈신경은 위눈확틈새에서 눈확으로 들어가 이마 부위의 감각을, 위턱신경은 원형구멍을 지나 날개입천장오목으로 들어가 위턱의 감각을, 아래턱신경은 타원구멍을 지나 관자아래우묵으로 나와 아래턱의 감각을 각각 전달한다. 삼차신경의 운동신경뿌리는 삼차신경절의 안쪽을 지나 아래턱신경에 합류한다. 따라서 눈신경과 위턱신경은 감각신경, 아래턱신경은 감각신경과 운동신경이 혼합되어 있다.

❶ 위눈확틈새
superior orbital fissure
나비뼈가 만드는 틈새구멍으로, 눈확과 머리속을 연결한다. 눈신경은 위눈확틈새를 지나 눈확으로 들어간다.

❷ 눈신경
ophthalmic nerve
삼차신경의 첫째 가지. 이마, 눈, 코안의 감각을 관장한다.

❸ 위턱신경
maxillary nerve
삼차신경의 둘째 가지. 위턱의 이틀과 얼굴감각을 관장한다.

❹ 삼차신경절(반월신경절)
trigeminal ganglion (semilunar ganglion)
삼차신경은 관자뼈바위 앞면의 삼차신경자국에 신경절을 만든다. 여기에서 눈신경, 위턱신경, 아래턱신경이 나온다.

❺ 아래턱신경
mandibular nerve
삼차신경의 셋째 가지. 아래턱의 몸감각과 씹기근육의 운동을 관장한다.

❻ 귓바퀴관자신경
auriculotemporal nerve
아래턱신경의 가지. 관자 부위와 귓바퀴 앞면 외에 바깥귀길, 고막의 바깥면에도 분포한다.

❼ 타원구멍
foramen ovale
아래턱신경은 이곳을 통과해 관자아래우묵으로 나온다.

❽ 원형구멍
foramen rotundum
위턱신경은 이곳을 지나 머리뼈를 나와 날개입천장오목으로 들어간다.

❾ 날개입천장신경절
pterygopalatine ganglion
날개입천장오목에 있는 부교감신경절로, 얼굴신경(큰바위신경)에 포함되는 부교감신경이 신경세포를 교체한다. 위턱신경가지는 이곳을 통해 입천장 점막에 분포한다.

❿ 큰·작은입천장신경
greater and lesser palatine nerve
입천장관을 지나 입천장 점막에 분포한다. 감각신경섬유와 자율신경섬유를 포함한다.

⓫ 뒤위이틀가지
posterior superior alveolar branch
위턱 뒤 이틀에 분포하는 감각신경섬유.

⓬ 턱목뿔근신경
mylohyoid nerve
아래턱신경의 가지. 턱목뿔근과 두힘살근 앞힘살을 관장한다.

⓭ 혀신경
lingual nerve
아래턱신경의 가지. 감각신경으로 혀 앞 2/3의 몸감각을 전달한다. 혀신경에는 얼굴신경에서 나온 부교감신경과 미각섬유가 포함된다.

⓮ 아래이틀신경
inferior alveolar nerve
아래턱신경의 가지. 턱뼈관을 지나 이틀에 가지를 낸다. 치아와 이틀뼈막에 분포하며 턱끝구멍에서 나와 턱끝신경이 된다.

⓯ 볼신경
buccal nerve
아래턱신경의 가지. 볼의 표피 및 입안 점막의 감각을 전달한다.

⓰ 턱끝구멍
mental foramen
턱뼈관의 앞쪽 출구.

⓱ 턱끝신경
mental neve
턱끝 부분과 아래입술의 피부에 분포한다.

⓲ 눈확아래신경
infraorbital nerve
위턱신경의 끝가지. 눈확아래구멍에서 나와 아래눈꺼풀과 위입술 사이의 피부에 분포한다.

⓳ 앞·뒤벌집신경
anterior and posterior ethmoidal nerve
눈신경에서 갈라진 코섬모체신경의 가지. 코안점막에 분포한다. 앞벌집신경의 바깥코가지는 코끝 주위의 피부에도 분포한다.

⓴ 도르래위신경
supratrochlear nerve
눈신경의 가지. 이마 부위의 피부에 분포한다.

㉑ 눈확아래구멍
infraorbital foramen
위턱뼈 눈확면의 눈확아래고랑으로 이어지는 눈확아래관의 출구. 눈확아래모서리 바로 밑에 있다.

㉒ 눈확위신경
supraorbital nerve
눈신경의 가지로 이마 부분의 피부에 분포한다.

㉓ 앞위이틀가지
anterior superior alveolar branch
뒤위이틀가지 등과 함께 위턱의 이틀에 분포하는 감각신경섬유.

삼차신경의 구성

(빨간 선은 운동신경, 파란 선은 감각신경)

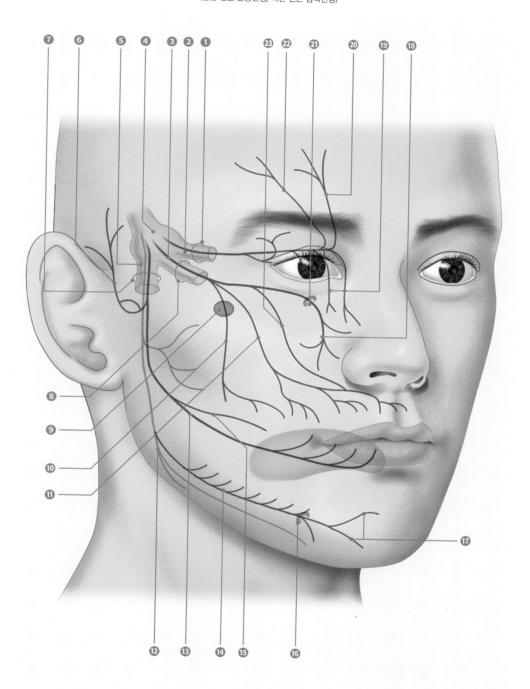

삼차신경 ② 눈신경(감각신경)

위치와 특징

삼차신경의 첫째 가지인 눈신경은 위눈확틈새에서 눈확으로 들어와 눈물샘신경, 코섬모체신경, 이마신경으로 갈라진다. 눈, 이마, 코안의 몸감각을 관장한다.

눈신경의 구성(오른쪽 눈확을 가쪽에서 본 그림)

이마신경
frontal nerve
눈신경의 가지로 도르래위신경. 눈확위신경으로 나뉘어 눈확위모서리를 통과한다. 위눈꺼풀과 위눈꺼풀 결막, 이마 부위 피부에 분포한다.

코섬모체신경
nasociliary nerve
눈신경의 가지에서 눈확 안쪽을 앞으로 지나 도르래신경이 된다. 안쪽눈구석 주위의 피부에 분포한다. 눈확 속에서 긴섬모체신경, 뒤벌집신경, 앞벌집신경을 낸다.

뒤벌집신경
posterior ethmoidal nerve
코섬모체신경의 가지로 앞벌집신경과 함께 벌집뼈를 관통해 코안에 도달한다. 코안점막의 감각을 전달한다.

짧은섬모체신경
short ciliary nerve
코섬모체신경의 일부는 코섬모체신경절로 들어가 다시 짧은섬모체신경에 섞여 눈으로 들어간다. 눈의 감각을 전달한다.

긴섬모체신경
long ciliary nerve
코섬모체신경에서 갈라져 눈에 도달하는 몇 줄기의 신경. 각막 등 눈의 몸감각을 전달한다.

눈물샘신경(절단면)
lacrimal nerve
눈신경의 가지로 눈물샘의 감각을 담당한다. 눈물샘을 통과해 점막과 눈꺼풀의 피부에 분포한다.

눈신경
ophthalmic nerve
삼차신경의 첫째 가지.

속목동맥

시각신경

눈물샘신경(절단면)

아래빗근

눈돌림신경

도르래신경

아래곧은근

삼차신경
trigeminal nerve

갓돌림신경
abducent nerve

가쪽곧은근
lateral rectus muscle

섬모체신경절
ciliary ganglion

아래턱신경
mandibular nerve
삼차신경의 셋째 가지.

위턱신경
maxillary nerve
삼차신경의 둘째 가지.

삼차신경절
trigeminal ganglion
관자뼈바위 앞부분의 삼차신경자국에 있는 신경절. 척수의 척수신경절세포에 해당하며 얼굴의 감각을 전달한다.

삼차신경의 운동신경뿌리
아래턱신경으로 들어와 씹기근육의 운동을 관장한다.

광대신경(위턱신경의 가지)과 눈물샘신경의 교통가지
날개입천장신경절에서 신경세포를 교체한 부교감신경(얼굴신경에서 나온 신경)은 광대신경으로 들어와 이곳을 지나 눈물샘에 도달한다. 눈물샘 분비를 관장한다.

삼차신경 ③ 위턱신경(감각신경)

위치와 특징

삼차신경의 둘째 가지. 얼굴, 코안, 이틀, 입천장의 몸감각을 전달한다. 위턱신경은 원형구멍을 통과해 날개입천장오목으로 나온 뒤 광대신경, 날개입천장신경, 눈확아래신경으로 갈라진다.

위턱신경의 구성(오른쪽 위턱신경을 가쪽에서 본 그림)

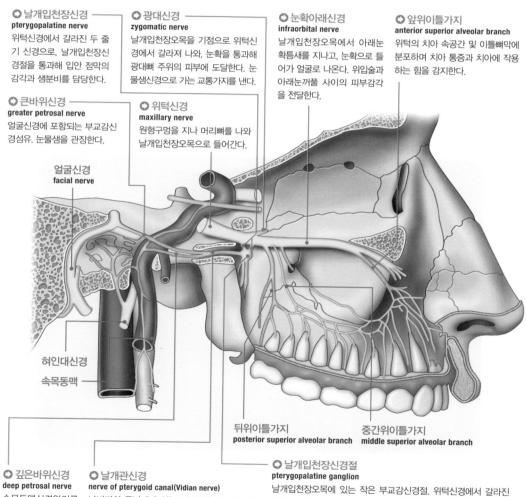

○ **날개입천장신경**
pterygopalatine nerve
위턱신경에서 갈라진 두 줄기 신경으로, 날개입천장신경절을 통과해 입안 점막의 감각과 샘분비를 담당한다.

○ **큰바위신경**
greater petrosal nerve
얼굴신경에 포함되는 부교감신경섬유. 눈물샘을 관장한다.

얼굴신경
facial nerve

○ **광대신경**
zygomatic nerve
날개입천장오목을 기점으로 위턱신경에서 갈라져 나와, 눈확을 통과해 광대뼈 주위의 피부에 도달한다. 눈물샘신경으로 가는 교통가지를 낸다.

○ **위턱신경**
maxillary nerve
원형구멍을 지나 머리뼈를 나와 날개입천장오목으로 들어간다.

○ **눈확아래신경**
infraorbital nerve
날개입천장오목에서 아래눈확틈새를 지나고, 눈확으로 들어가 얼굴로 나온다. 위입술과 아래눈꺼풀 사이의 피부감각을 전달한다.

○ **앞위이틀가지**
anterior superior alveolar branch
위턱의 치아 속공간 및 이틀뼈막에 분포하며 치아 통증과 치아에 작용하는 힘을 감지한다.

혀인대신경

속목동맥

뒤위이틀가지
posterior superior alveolar branch

중간위이틀가지
middle superior alveolar branch

○ **깊은바위신경**
deep petrosal nerve
속목동맥신경얼기를 올라온 교감신경. 날개입천장신경으로 간다.

○ **날개관신경**
nerve of pterygoid canal(Vidian nerve)
나비뼈의 큰날개에 있는 날개관을 지난다. 얼굴신경에서 갈라진 큰바위신경과 목동맥신경얼기에서 온 교감신경인 깊은바위신경이 결합해 형성된다. 날개입천장신경절에 도달한다.

○ **날개입천장신경절**
pterygopalatine ganglion
날개입천장오목에 있는 작은 부교감신경절. 위턱신경에서 갈라진 삼차신경의 가지는 이곳을 통해 입천장과 코안점막에 도달한다. 부교감신경의 신경절이후섬유는 깊은바위신경을 경유한 교감신경섬유와 함께 코안 및 입안 점막에 있는 분비샘을 관장한다. 눈물샘에도 도달해 눈물 분비를 관장한다.

삼차신경 ④ 아래턱신경(감각신경, 운동신경)

위치와 특징

삼차신경의 셋째 가지인 아래턱신경은 타원구멍을 통해 관자아래우묵으로 나온다. 운동신경 뿌리와 혀신경, 볼신경, 귓바퀴관자신경, 아래이틀신경으로 갈라진다.

아래턱신경의 구성(아래턱 안쪽에서 본 그림)

귓바퀴관자신경
auriculotemporal nerve

얼굴신경
facial nerve

고실끈신경
chorda tympani

아래이틀동맥
inferior alveolar artery

안쪽날개근가지
branch to medial pterygoid muscle

○ **턱뼈관**
mandibular canal
아래턱 가지와 아래턱 몸통 속에 있는 관. 아래이틀신경 및 동·정맥이 지나간다. 끝은 턱끝구멍으로 열린다.

○ **혀신경**
lingual nerve
혀 앞 2/3의 몸감각을 나른다. 얼굴신경에서의 미각섬유와 부교감신경섬유(고실끈신경)도 혀신경에 합류한다.

○ **아래이틀신경**
inferior alveolar nerve
아래턱 가지의 안쪽에 있는 아래턱뼈구멍에서 아래턱관 속으로 들어와 아래턱의 이틀로 가지를 보낸다. 끝의 가지는 턱끝구멍에서 체표면으로 나와 아래턱 앞면의 감각을 전달한다.

○ **턱목뿔근신경**
mylohyoid nerve
아래턱신경의 가지.

삼차신경
trigeminal nerve

○ **삼차신경의 운동신경뿌리**
관자근, 깨물근, 안쪽·가쪽날개근으로 근육가지를 낸다.

작은바위신경
lesser petrosal nerve

고막긴장근으로 가는 운동신경섬유

○ **귓바퀴관자신경**
auriculotemporal nerve
아래턱신경의 가지에서 가쪽으로 향한다. 관자 부위의 피부, 고막, 바깥귀길의 일부를 관장한다.

눈신경
ophthalmic nerve

위턱신경
maxillary nerve

○ **귀신경절**
otic ganglion
타원구멍 바로 밑에 있는 작은 신경절. 혀인두신경에서 나온 작은바위신경은 여기에서 신경절이후섬유에 접속한다. 신경절이후섬유는 귓바퀴관자신경으로 들어가 귀밑샘에 도달한다.

중간뇌막동맥
middle meningeal artery

삼차신경 ⑤ 머리 부분 감각의 신경지배

위치와 특징

얼굴과 이마 부위는 삼차신경의 가지 3개가 분포한다. 크게 보면 이마융기 기반인 부분은 눈신경, 위턱융기에 기반하는 부분은 위턱신경, 아래턱융기에 기반하는 부분은 아래턱신경이 관장한다.

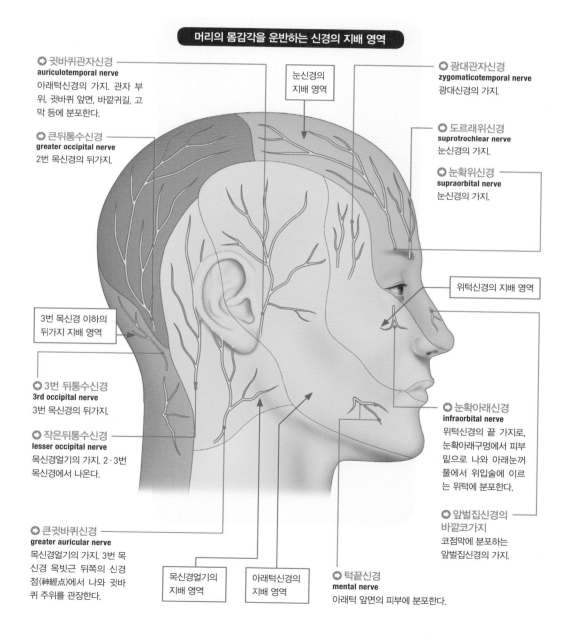

머리의 몸감각을 운반하는 신경의 지배 영역

◆ 귓바퀴관자신경
auriculotemporal nerve
아래턱신경의 가지. 관자 부위, 귓바퀴 앞면, 바깥귀길, 고막 등에 분포한다.

◆ 큰뒤통수신경
greater occipital nerve
2번 목신경의 뒤가지.

눈신경의 지배 영역

◆ 광대관자신경
zygomaticotemporal nerve
광대신경의 가지.

◆ 도르래위신경
suprotrochlear nerve
눈신경의 가지.

◆ 눈확위신경
supraorbital nerve
눈신경의 가지.

위턱신경의 지배 영역

3번 목신경 이하의
뒤가지 지배 영역

◆ 3번 뒤통수신경
3rd occipital nerve
3번 목신경의 뒤가지.

◆ 작은뒤통수신경
lesser occipital nerve
목신경얼기의 가지. 2·3번
목신경에서 나온다.

◆ 눈확아래신경
infraorbital nerve
위턱신경의 끝 가지로,
눈확아래구멍에서 피부
밑으로 나와 아래눈꺼
풀에서 위입술에 이르
는 위턱에 분포한다.

◆ 앞벌집신경의
바깥코가지
코점막에 분포하는
앞벌집신경의 가지.

◆ 큰귓바퀴신경
greater auricular nerve
목신경얼기의 가지. 3번 목
신경 목빗근 뒤쪽의 신경
점(神經点)에서 나와 귓바
퀴 주위를 관장한다.

목신경얼기의
지배 영역

아래턱신경의
지배 영역

◆ 턱끝신경
mental nerve
아래턱 앞면의 피부에 분포한다.

얼굴신경-7번 뇌신경(감각신경, 운동신경, 부교감신경)

위치와 특징

얼굴신경은 얼굴근육을 관장하는 몸운동신경과 미각 및 부교감신경섬유를 포함하는 중간신경으로 구성된다. 몸운동신경은 얼굴신경관을 지나 붓꼭지구멍에서 머리뼈를 나온다. 그 뒤 귀밑샘 속에서 갈라져 얼굴근육에 분포한다.

미각섬유는 부교감신경섬유와 함께 고실끈신경이 되며, 혀 앞 2/3의 미각을 담당한다. 부교감신경은 턱밑샘과 혀밑샘의 분비를 조절한다. 눈물샘, 입천장샘, 코샘은 큰바위신경을 경유한다.

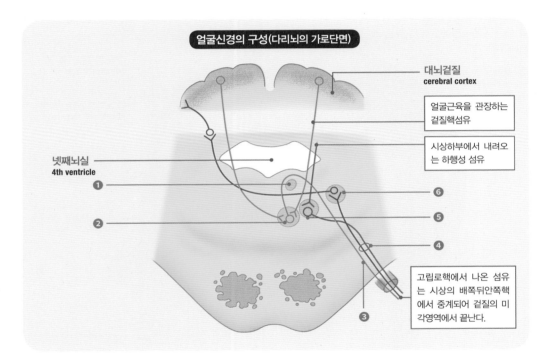

얼굴신경의 구성(다리뇌의 가로단면)

대뇌겉질
cerebral cortex

얼굴근육을 관장하는 겉질핵섬유

시상하부에서 내려오는 하행성 섬유

넷째뇌실
4th ventricle

고립로핵에서 나온 섬유는 시상의 배쪽뒤안쪽핵에서 중계되어 겉질의 미각영역에서 끝난다.

❶ **갓돌림신경핵**
abducent nucleus
얼굴신경핵에서 나온 섬유는 갓돌림신경핵의 등쪽을 통과한 뒤 배쪽으로 향한다. 이때 마름오목의 바닥에 얼굴 둔덕을 이룬다.

❷ **얼굴신경핵**
facial nucleus
얼굴근육을 관장하는 운동신경핵.

❸ **얼굴신경의 운동신경뿌리**
motor root of facial nerve
얼굴근육을 관장한다.

❹ **중간신경**
intermediate nerve
위침분비핵에서 나온 부교감성 분비 섬유, 고립로핵에서 끝나는 미각의 들신경섬유, 삼차신경에서 끝나며 귓바퀴 주위의 몸감각을 전달하는 몸들신경섬유(체성구심신경섬유)를 포함한다.

❺ **위침분비핵**
superior salivary nucleus
부교감신경에서 턱밑샘, 혀밑샘, 코안, 입천장, 눈물샘의 샘분비를 조절한다.

❻ **고립로핵**
solitary nucleus
7번, 9번, 10번 뇌신경에 포함되는 미각섬유를 비롯한 내장감각신경섬유가 끝난다.

❼ **무릎신경절**
geniculate ganglion
얼굴신경무릎에 있는 신경절. 미각을 전달하는 신경섬유의 세포체가 있다.

❽ **고실끈신경**
chorda tympani
얼굴신경 가운데 중간신경에서 나오는 부교감신경과 미각섬유를 포함한다. 얼굴신경관 아래쪽에서 나뉘어 고실을 앞으로 흐른다. 관자뼈의 바위고막틈틈

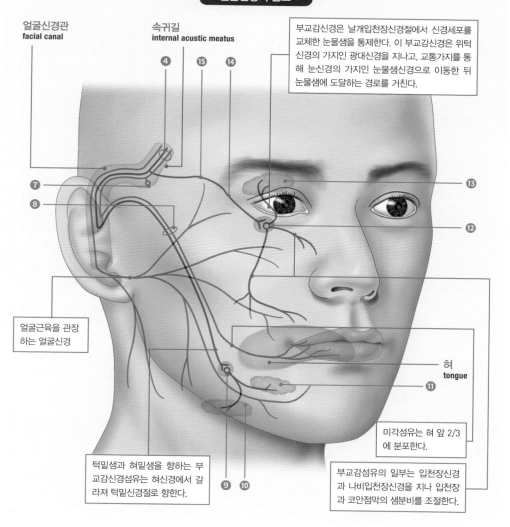

얼굴신경관
facial canal

속귀길
internal acustic meatus

부교감신경은 날개입천장신경절에서 신경세포를 교체한 눈물샘을 통제한다. 이 부교감신경은 위턱신경의 가지인 광대신경을 지나고, 교통가지를 통해 눈신경의 가지인 눈물샘신경으로 이동한 뒤 눈물샘에 도달하는 경로를 거친다.

얼굴근육을 관장하는 얼굴신경

허
tongue

턱밑샘과 혀밑샘을 향하는 부교감신경섬유는 혀신경에서 갈라져 턱밑신경절로 향한다.

미각섬유는 혀 앞 2/3에 분포한다.

부교감섬유의 일부는 입천장신경과 나비입천장신경을 지나 입천장과 코안점막의 샘분비를 조절한다.

새를 지나 머리뼈를 나와 아래턱신경인 혀신경으로 들어간다. 미각섬유는 혀 앞 2/3의 맛봉오리에 분포한다.

⑨ 턱밑신경절
submandibular ganglion
혀신경에서 갈라져 나온 부교감신경섬유는 이곳에서 신경세포를 교체하고 혀밑샘과 턱밑샘으로 향한다.

⑩ 턱밑샘
submandibular gland
턱뼈각 앞쪽에 위치하는 침샘.

⑪ 혀밑샘
sublingual gland
혀밑주름 속에 있는 침샘.

⑫ 날개입천장신경절
pterygopalatine ganglion
날개입천장오목에 있는 부교감신경절. 얼굴신경에 포함되는 부교감신경이 신경세포를 교체한다.

⑬ 눈물샘
lacrimal gland
눈물을 분비한다. 위침분비핵에서 나오는 중간신경에 포함된 부교감신경이 주관한다.

⑭ 날개관신경
nerve of pterygoid canal
큰바위신경과 위목신경절에서 나오는 교감신경절이후섬유(깊은바위신경)가 날개관 속에서 결합한 것이다. 날개입천장신경절에 도달한다.

⑮ 큰바위신경
greater petrosal nerve
얼굴신경에 포함되는 부교감신경의 일부. 얼굴신경무릎에서 갈라져 뇌바닥을 지나고, 날개관신경이 되어 날개입천장신경절에 이른다.

관자뼈 속의 얼굴신경 경로

위치와 특징

관자뼈에는 속귀길에서 붓꼭지구멍에 이르는 얼굴신경관이 있으며 그 속을 얼굴신경이 지난다. 얼굴신경은 관을 지나며 큰바위신경, 등자근신경, 고실끈신경으로 나뉜다. 고실끈신경은 고실 앞으로 나아가 바위고막틈새를 지나 머리뼈를 나온다.

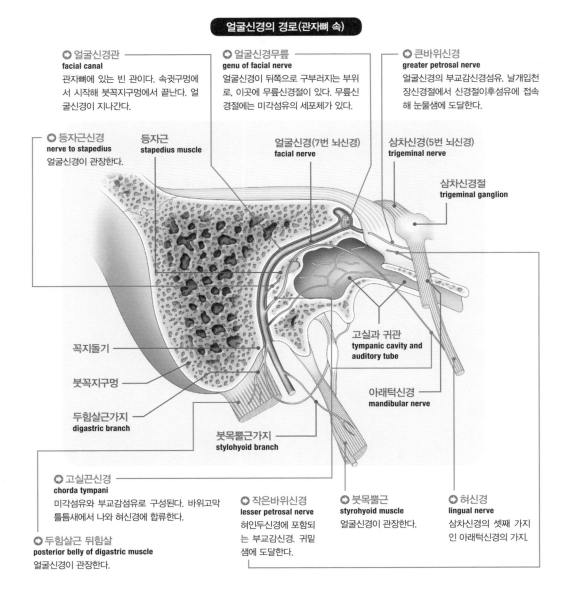

얼굴신경의 경로(관자뼈 속)

⊙ 얼굴신경관
facial canal
관자뼈에 있는 빈 관이다. 속귓구멍에서 시작해 붓꼭지구멍에서 끝난다. 얼굴신경이 지나간다.

⊙ 얼굴신경무릎
genu of facial nerve
얼굴신경이 뒤쪽으로 구부러지는 부위로, 이곳에 무릎신경절이 있다. 무릎신경절에는 미각섬유의 세포체가 있다.

⊙ 큰바위신경
greater petrosal nerve
얼굴신경의 부교감신경섬유. 날개입천장신경절에서 신경절이후섬유에 접속해 눈물샘에 도달한다.

⊙ 등자근신경
nerve to stapedius
얼굴신경이 관장한다.

등자근
stapedius muscle

얼굴신경(7번 뇌신경)
facial nerve

삼차신경(5번 뇌신경)
trigeminal nerve

삼차신경절
trigeminal ganglion

꼭지돌기

붓꼭지구멍

두힘살근가지
digastric branch

붓목뿔근가지
stylohyoid branch

고실과 귀관
tympanic cavity and auditory tube

아래턱신경
mandibular nerve

⊙ 고실끈신경
chorda tympani
미각섬유와 부교감섬유로 구성된다. 바위고막틈새에서 나와 혀신경에 합류한다.

⊙ 작은바위신경
lesser petrosal nerve
혀인두신경에 포함되는 부교감신경. 귀밑샘에 도달한다.

⊙ 붓목뿔근
styrohyoid muscle
얼굴신경이 관장한다.

⊙ 혀신경
lingual nerve
삼차신경의 셋째 가지인 아래턱신경의 가지.

⊙ 두힘살근 뒤힘살
posterior belly of digastric muscle
얼굴신경이 관장한다.

얼굴신경의 운동신경섬유–얼굴근육의 신경지배

위치와 특징

얼굴신경의 운동신경섬유는 얼굴신경관을 지나 붓꼭지구멍에서 머리뼈 밖으로 나온다. 앞으로 나아가면서 귀밑샘 속을 통과하는 도중 끝 가지로 나뉘어(귀밑샘신경얼기) 얼굴근육에 분포한다.

얼굴근육의 신경지배

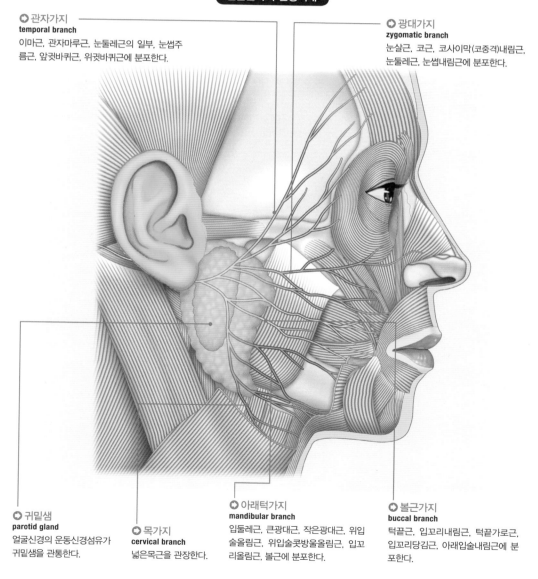

⊙ 관자가지
temporal branch
이마근, 관자마루근, 눈둘레근의 일부, 눈썹주름근, 앞귓바퀴근, 위귓바퀴근에 분포한다.

⊙ 광대가지
zygomatic branch
눈살근, 코근, 코사이막(코중격)내림근, 눈둘레근, 눈썹내림근에 분포한다.

⊙ 귀밑샘
parotid gland
얼굴신경의 운동신경섬유가 귀밑샘을 관통한다.

⊙ 목가지
cervical branch
넓은목근을 관장한다.

⊙ 아래턱가지
mandibular branch
입둘레근, 큰광대근, 작은광대근, 위입술올림근, 위입술콧방울올림근, 입꼬리올림근, 볼근에 분포한다.

⊙ 볼근가지
buccal branch
턱끝근, 입꼬리내림근, 턱끝가로근, 입꼬리당김근, 아래입술내림근에 분포한다.

속귀신경-8번 뇌신경(감각신경)

위치와 특징

속귀신경은 청각을 운반하는 달팽이신경과 평형감각을 운반하는 안뜰신경을 포함한다. 평형감각을 전달하는 신경은 속귀의 안뜰핵에 있는 두극세포다. 말초가지는 타원주머니, 원형주머니 또는 팽대능선의 유모세포에 접속하고 중추가지는 다리뇌의 안뜰핵에 도달한다. 청각을 전달하는 나선신경절세포는 나선기관의 유모세포에 접속하고 중추가지를 달팽이신경핵으로 보낸다.

속귀신경의 구성

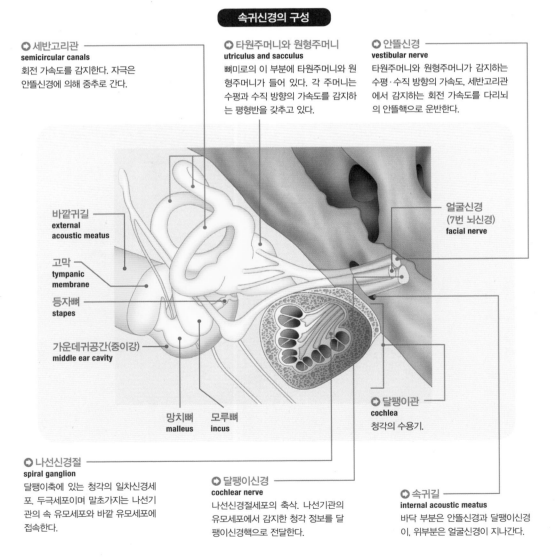

◑ **세반고리관**
semicircular canals
회전 가속도를 감지한다. 자극은 안뜰신경에 의해 중추로 간다.

◑ **타원주머니와 원형주머니**
utriculus and sacculus
뼈미로의 이 부분에 타원주머니와 원형주머니가 들어 있다. 각 주머니는 수평과 수직 방향의 가속도를 감지하는 평형반을 갖추고 있다.

◑ **안뜰신경**
vestibular nerve
타원주머니와 원형주머니가 감지하는 수평·수직 방향의 가속도, 세반고리관에서 감지하는 회전 가속도를 다리뇌의 안뜰핵으로 운반한다.

바깥귀길
external acoustic meatus

고막
tympanic membrane

등자뼈
stapes

가운데귀공간(중이강)
middle ear cavity

얼굴신경
(7번 뇌신경)
facial nerve

망치뼈
malleus

모루뼈
incus

◑ **달팽이관**
cochlea
청각의 수용기.

◑ **나선신경절**
spiral ganglion
달팽이축에 있는 청각의 일차신경세포. 두극세포이며 말초가지는 나선기관의 속 유모세포와 바깥 유모세포에 접속한다.

◑ **달팽이신경**
cochlear nerve
나선신경절세포의 축삭. 나선기관의 유모세포에서 감지한 청각 정보를 달팽이신경핵으로 전달한다.

◑ **속귀길**
internal acoustic meatus
바닥 부분은 안뜰신경과 달팽이신경이, 위부분은 얼굴신경이 지나간다.

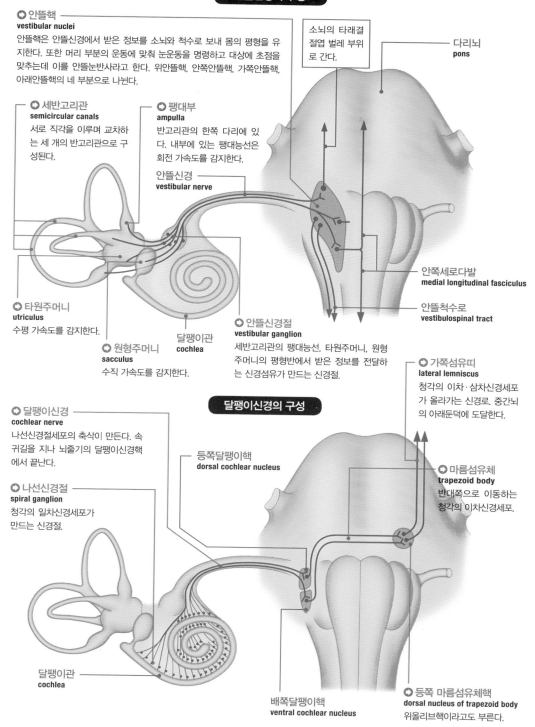

안뜰신경의 구성

● 안뜰핵 ──
vestibular nuclei
안뜰핵은 안뜰신경에서 받은 정보를 소뇌와 척수로 보내 몸의 평형을 유지한다. 또한 머리 부분의 운동에 맞춰 눈운동을 명령하고 대상에 초점을 맞추는데 이를 안뜰눈반사라고 한다. 위안뜰핵, 안쪽안뜰핵, 가쪽안뜰핵, 아래안뜰핵의 네 부분으로 나뉜다.

소뇌의 타래결절엽 벌레 부위로 간다.

다리뇌
pons

● 세반고리관
semicircular canals
서로 직각을 이루며 교차하는 세 개의 반고리관으로 구성된다.

● 팽대부
ampulla
반고리관의 한쪽 다리에 있다. 내부에 있는 팽대능선은 회전 가속도를 감지한다.

안뜰신경 ──
vestibular nerve

안쪽세로다발
medial longitudinal fasciculus

● 타원주머니
utriculus
수평 가속도를 감지한다.

안뜰척수로
vestibulospinal tract

● 원형주머니
sacculus
수직 가속도를 감지한다.

달팽이관
cochlea

● 안뜰신경절
vestibular ganglion
세반고리관의 팽대능선, 타원주머니, 원형주머니의 평형반에서 받은 정보를 전달하는 신경섬유가 만드는 신경절.

● 가쪽섬유띠
lateral lemniscus
청각의 이차·삼차신경세포가 올라가는 신경로로, 중간뇌의 아래둔덕에 도달한다.

● 달팽이신경
cochlear nerve
나선신경절세포의 축삭이 만든다. 속귀길을 지나 뇌줄기의 달팽이신경핵에서 끝난다.

달팽이신경의 구성

등쪽달팽이핵
dorsal cochlear nucleus

● 마름섬유체
trapezoid body
반대쪽으로 이동하는 청각의 이차신경세포.

● 나선신경절 ──
spiral ganglion
청각의 일차신경세포가 만드는 신경절.

달팽이관 ──
cochlea

배쪽달팽이핵
ventral cochlear nucleus

● 등쪽 마름섬유체핵
dorsal nucleus of trapezoid body
위올리브핵이라고도 부른다.

혀인두신경-9번 뇌신경(운동신경, 감각신경, 부교감신경)

위치와 특징

혀인두신경은 주로 혀, 인두, 가운데귀의 몸감각을 전달함과 동시에 붓인두근의 수축을 담당하는 신경이다. 또한 혀 뒤 1/3의 미각섬유 부교감신경섬유(귀밑샘)도 포함하고 있다. 숨뇌에서 나와 목정맥구멍을 통해 머리뼈를 나온다.

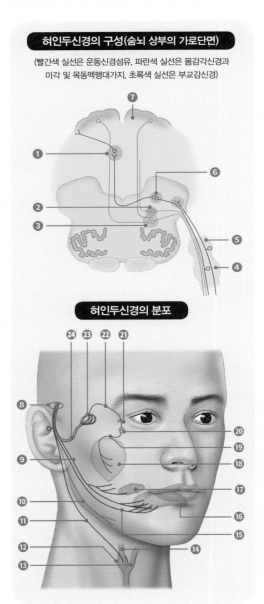

혀인두신경의 구성(숨뇌 상부의 가로단면)

(빨간색 실선은 운동신경섬유, 파란색 실선은 몸감각신경과 미각 및 목동맥팽대가지, 초록색 실선은 부교감신경)

혀인두신경의 분포

❶ 시상 배쪽뒤안쪽핵

❷ 아래침분비핵
귀밑샘을 관장한다.

❸ 의문핵
붓인두근을 관장하는 섬유의 시작핵.

❹ 아래신경절

❺ 위신경절

❻ 고립로핵
solitary nucleus
미각섬유가 끝난다.

❼ 대뇌겉질

❽ 혀인두신경(9번 뇌신경)
glossopharyngeal nerve

❾ 인두가지
pharyngeal branch
혀 뒤 1/3과 인두 상부의 몸감각을 전달하는 섬유.

❿ 붓인두근가지
branch to styropharyngeal muscle
붓인두근을 관장한다.

⓫ 목동맥팽대가지
목동맥팽대와 목동맥토리에 분포한다. 혈압과 산소분압의 변화를 뇌줄기로 보낸다.

⓬ 목동맥팽대
carotid sinus

⓭ 목동맥토리
carotid body

⓮ 속목동맥
internal carotid artery

⓯ 혀 뒤 1/3의 미각을 전달하는 섬유로 인두가지에 포함된 있다. 아래신경절에 세포체가 있다.

⓰ 혀
tongue

⓱ 목구멍편도
palatine tonsil

⓲ 귀밑샘
parotid gland

⓳ 귓바퀴관자신경
auriculotemporal nerve
귀밑샘으로 향하는 혀인두신경의 부교감신경섬유를 포함한다.

⓴ 귀신경절
otic ganglion
타원구멍 바로 밑에 있는 부교감신경절.

㉑ 타원구멍
foramen ovale

㉒ 작은바위신경
lesser petrosal nerve
부교감신경이다. 귀신경절을 경유해 귀밑샘의 분비를 조절한다.

㉓ 고실신경얼기
가운데귀의 고실 점막에 분포하며 고실의 감각을 전달한다.

㉔ 고실신경
tympanic nerve
가운데귀 점막에 고실신경얼기를 만든다. 가운데귀의 감각을 전달한다.

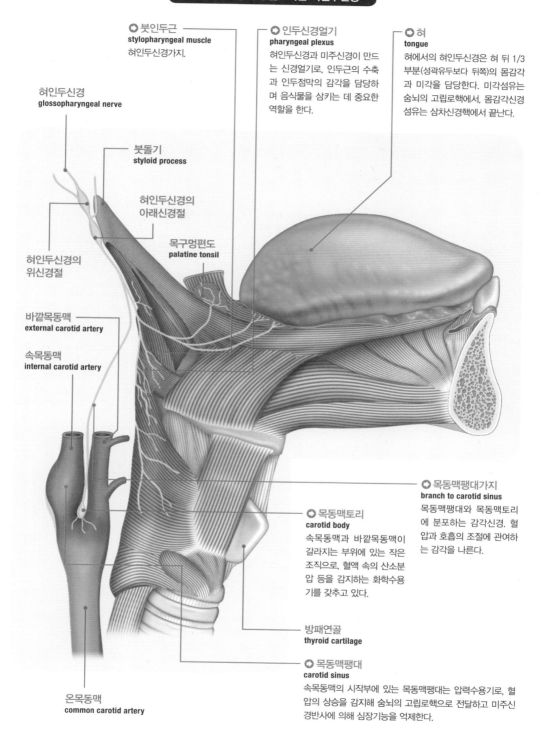

혀, 인두, 목동맥에 분포하는 혀인두신경

○ 붓인두근
stylopharyngeal muscle
혀인두신경가지.

○ 인두신경얼기
pharyngeal plexus
혀인두신경과 미주신경이 만드는 신경얼기로, 인두근의 수축과 인두점막의 감각을 담당하며 음식물을 삼키는 데 중요한 역할을 한다.

○ 혀
tongue
혀에서의 혀인두신경은 혀 뒤 1/3 부분(성곽유두보다 뒤쪽)의 몸감각과 미각을 담당한다. 미각섬유는 숨뇌의 고립로핵에서, 몸감각신경 섬유는 삼차신경핵에서 끝난다.

혀인두신경
glossopharyngeal nerve

붓돌기
styloid process

혀인두신경의
아래신경절

목구멍편도
palatine tonsil

혀인두신경의
위신경절

바깥목동맥
external carotid artery

속목동맥
internal carotid artery

○ 목동맥팽대가지
branch to carotid sinus
목동맥팽대와 목동맥토리에 분포하는 감각신경. 혈압과 호흡의 조절에 관여하는 감각을 나른다.

○ 목동맥토리
carotid body
속목동맥과 바깥목동맥이 갈라지는 부위에 있는 작은 조직으로, 혈액 속의 산소분압 등을 감지하는 화학수용기를 갖추고 있다.

방패연골
thyroid cartilage

○ 목동맥팽대
carotid sinus
속목동맥의 시작부에 있는 목동맥팽대는 압력수용기로, 혈압의 상승을 감지해 숨뇌의 고립로핵으로 전달하고 미주신경반사에 의해 심장기능을 억제한다.

온목동맥
common carotid artery

미주신경 ① 10번 뇌신경(부교감신경, 운동신경, 감각신경)

위치와 특징

미주신경은 숨뇌에서 나와 목정맥구멍을 통해 머리뼈를 나온다. 가장 큰 부교감신경을 포함하고 있으며 교감신경에 대항하는 중요한 작용을 한다. 부교감신경섬유는 숨뇌의 미주신경 등쪽 운동핵에서 나와 심장과 식도에 가지를 내면서 내려가고, 가로잘록창자 중간 부분의 소화관까지 분포한다. 식도와 후두의 발성기 근육을 관장하는 운동신경은 의문핵에서 나온다. 미각섬유는 후두와 인두의 맛봉오리에서 느끼는 감각을 숨뇌의 고립로핵으로 나른다.

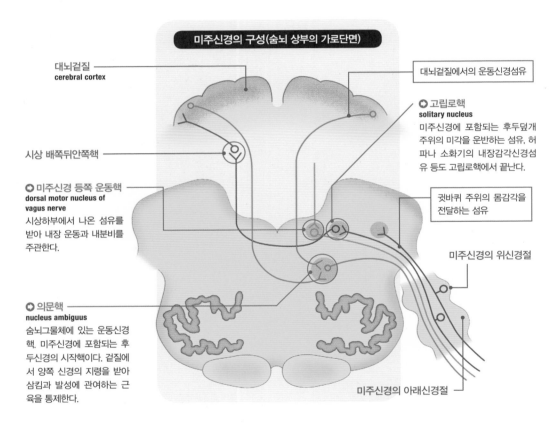

미주신경의 구성(숨뇌 상부의 가로단면)

대뇌겉질
cerebral cortex

대뇌겉질에서의 운동신경섬유

○ **고립로핵**
solitary nucleus
미주신경에 포함되는 후두덮개 주위의 미각을 운반하는 섬유, 허파나 소화기의 내장감각신경섬유 등도 고립로핵에서 끝난다.

시상 배쪽뒤안쪽핵

○ **미주신경 등쪽 운동핵**
dorsal motor nucleus of vagus nerve
시상하부에서 나온 섬유를 받아 내장 운동과 내분비를 주관한다.

귓바퀴 주위의 몸감각을 전달하는 섬유

미주신경의 위신경절

○ **의문핵**
nucleus ambiguus
숨뇌그물체에 있는 운동신경핵. 미주신경에 포함되는 후두신경의 시작핵이다. 겉질에서 양쪽 신경의 지령을 받아 삼킴과 발성에 관여하는 근육을 통제한다.

미주신경의 아래신경절

① 위후두신경
superior laryngeal nerve
속가지와 바깥가지로 나뉜다. 속가지는 방패목뿔막을 통과해 후두덮개와 후두의 점액샘을 관장한다. 바깥가지는 반지방패근 외에 아래인두수축근에도 분포한다.

② 위심장가지
superior cardiac branch
목 부위의 미주신경에서 나오는 가지. 심장신경얼기에서 끝난다.

③ 오른되돌이신경
right recurrent nerve
미주신경에서 갈라진다. 오른빗장밑동맥을 앞에서 뒤로 돌아 올라가면서 오른아래후두신경이 되며 후두의 발성기 근육에 분포한다.

④ 오른아래심장가지
right inferior cardiac branch
미주신경줄기 또는 되돌이신경에서 갈라져 심장신경얼기의 심부에 도달한다.

⑤ 작은창자와 큰창자로 뻗는 가지
소화관의 운동을 관장하는 부교감신경의 신경절이전섬유를 포함한다. 이들 섬유는 숨뇌의 미

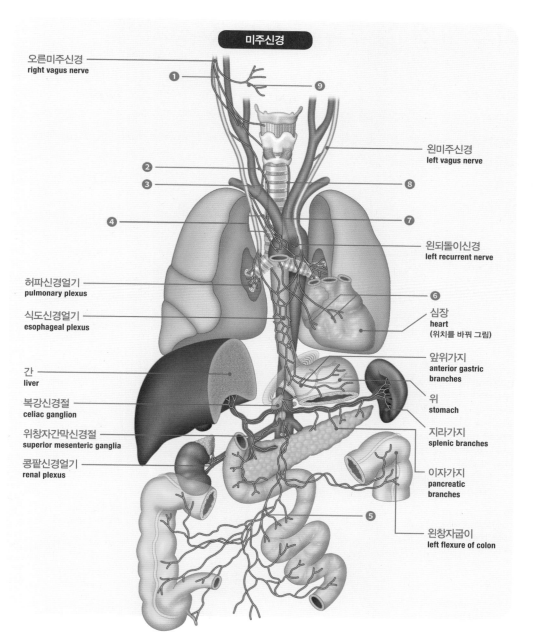

미주신경

오른미주신경
right vagus nerve

①

⑨

왼미주신경
left vagus nerve

②

③

⑧

④

⑦

왼되돌이신경
left recurrent nerve

허파신경얼기
pulmonary plexus

⑥

식도신경얼기
esophageal plexus

심장
heart
(위치를 바꿔 그림)

앞위가지
anterior gastric
branches

간
liver

위
stomach

복강신경절
celiac ganglion

지라가지
splenic branches

위창자간막신경절
superior mesenteric ganglia

이자가지
pancreatic
branches

콩팥신경얼기
renal plexus

⑤

왼창자굽이
left flexure of colon

미주신경 등쪽 운동핵에서 나온 섬유로, 소화관의 아우어바흐신경얼기 또는 마이스너신경얼기의 세포(신경절이후섬유)에서 끝난다. 돌림근육(윤주근)과 세로근육(종주근)을 관장한다.

⑥ 심장신경얼기의 가지
심장신경얼기에서 나온 자율신경섬유는 굴심방결절, 심방근, 방실결절, 자극전도계, 심실근, 심장혈관에 분포한다.

⑦ 심장신경얼기
cardiac plexus

오름대동맥 주위에 펼쳐진 신경얼기. 미주신경의 위·아래심장 가지와 교감신경의 위·가운데·아래심장신경이 들어간다.

⑧ 왼아래후두신경
left inferior laryngeal nerve
미주신경줄기에서 갈라진다. 대

동맥을 앞에서 뒤로 돌아 기관의 가쪽을 오른다.

⑨ 인두가지
pharyngeal branch
위·중간·아래인두수축근을 지배하고 삼킴운동을 한다.

미주신경 ② 후두근육의 신경지배

위치와 특징

후두의 발성에 관여하는 여러 근육은 숨뇌의 의문핵에서 나와 미주신경에 포함되는 운동신경섬유의 통제를 받는다. 운동신경섬유를 포함하는 위후두신경과 아래후두신경은 미주신경에서 갈라진다. 위후두신경은 반지방패근을, 아래후두신경은 나머지 후두근육을 관장한다.

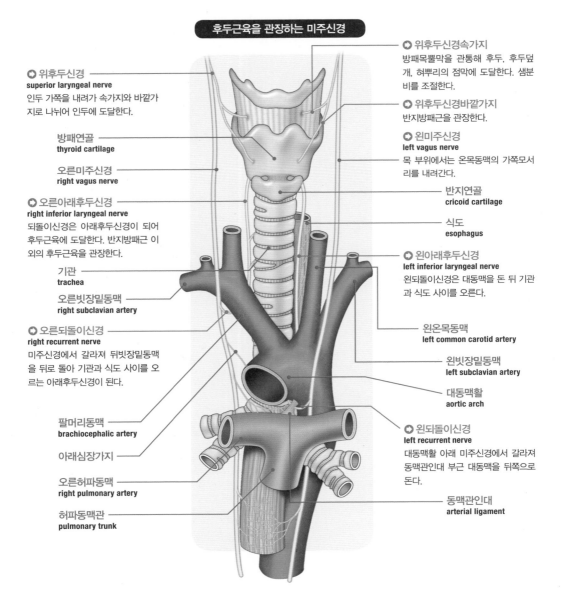

후두근육을 관장하는 미주신경

○ 위후두신경
superior laryngeal nerve
인두 가쪽을 내려가 속가지와 바깥가지로 나뉘어 인두에 도달한다.

방패연골
thyroid cartilage

오른미주신경
right vagus nerve

○ 오른아래후두신경
right inferior laryngeal nerve
되돌이신경은 아래후두신경이 되어 후두근육에 도달한다. 반지방패근 이외의 후두근육을 관장한다.

기관
trachea

오른빗장밑동맥
right subclavian artery

○ 오른되돌이신경
right recurrent nerve
미주신경에서 갈라져 뒤빗장밑동맥을 뒤로 돌아 기관과 식도 사이를 오르는 아래후두신경이 된다.

팔머리동맥
brachiocephalic artery

아래심장가지

오른허파동맥
right pulmonary artery

허파동맥관
pulmonary trunk

○ 위후두신경속가지
방패목뿔막을 관통해 후두, 후두덮개, 혀뿌리의 점막에 도달한다. 샘분비를 조절한다.

○ 위후두신경바깥가지
반지방패근을 관장한다.

○ 왼미주신경
left vagus nerve
목 부위에서는 온목동맥의 가쪽모서리를 내려간다.

반지연골
cricoid cartilage

식도
esophagus

○ 왼아래후두신경
left inferior laryngeal nerve
왼되돌이신경은 대동맥을 돈 뒤 기관과 식도 사이를 오른다.

왼온목동맥
left common carotid artery

왼빗장밑동맥
left subclavian artery

대동맥활
aortic arch

○ 왼되돌이신경
left recurrent nerve
대동맥활 아래 미주신경에서 갈라져 동맥관인대 부근 대동맥을 뒤쪽으로 돈다.

동맥관인대
arterial ligament

더부신경-11번 뇌신경(운동신경)

위치와 특징

더부신경은 목척수 상부의 더부신경핵에서 나오는 운동신경섬유(척수신경)가 숨뇌에서 나오는 운동신경섬유(뇌신경)와 결합해 생긴다. 목정맥구멍을 통해 머리뼈를 나와 목빗근과 등세모근의 운동을 관장한다.

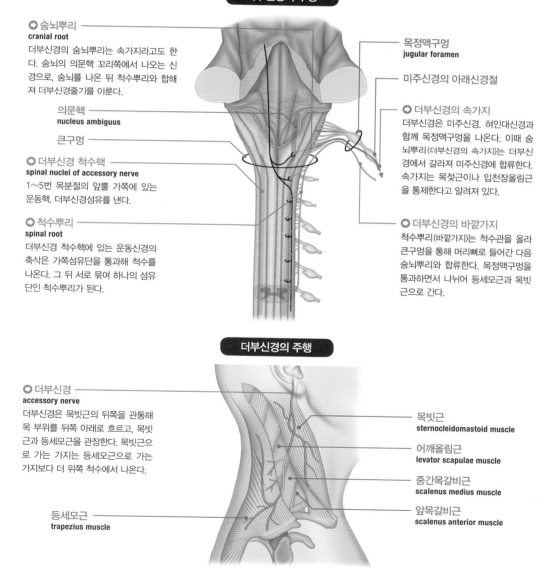

더부신경의 구성

○ **숨뇌뿌리**
cranial root
더부신경의 숨뇌뿌리는 속가지라고도 한다. 숨뇌의 의문핵 꼬리쪽에서 나오는 신경으로, 숨뇌를 나온 뒤 척수뿌리와 합쳐져 더부신경줄기를 이룬다.

의문핵
nucleus ambiguus

큰구멍

○ **더부신경 척수핵**
spinal nuclei of accessory nerve
1~5번 목분절의 앞뿔 가쪽에 있는 운동핵. 더부신경섬유를 낸다.

○ **척수뿌리**
spinal root
더부신경 척수핵에 있는 운동신경의 축삭은 가쪽섬유단을 통과해 척수를 나온다. 그 뒤 서로 묶여 하나의 섬유단인 척수뿌리가 된다.

목정맥구멍
jugular foramen

미주신경의 아래신경절

○ **더부신경의 속가지**
더부신경은 미주신경, 혀인대신경과 함께 목정맥구멍을 나온다. 이때 숨뇌뿌리(더부신경의 속가지)는 더부신경에서 갈라져 미주신경에 합류한다. 속가지는 목젖근이나 입천장올림근을 통제한다고 알려져 있다.

○ **더부신경의 바깥가지**
척수뿌리(바깥가지)는 척수관을 올라 큰구멍을 통해 머리뼈로 들어간 다음 숨뇌뿌리와 합류한다. 목정맥구멍을 통과하면서 나뉘어 등세모근과 목빗근으로 간다.

더부신경의 주행

○ **더부신경**
accessory nerve
더부신경은 목빗근의 뒤쪽을 관통해 목 부위를 뒤쪽 아래로 흐르고, 목빗근과 등세모근을 관장한다. 목빗근으로 가는 가지는 등세모근으로 가는 가지보다 더 위쪽 척수에서 나온다.

등세모근
trapezius muscle

목빗근
sternocleidomastoid muscle

어깨올림근
levator scapulae muscle

중간목갈비근
scalenus medius muscle

앞목갈비근
scalenus anterior muscle

혀밑신경–12번 뇌신경(운동신경)

위치와 특징

혀밑신경은 숨뇌에 있는 혀밑신경핵에서 나오는 몸운동신경으로, 혀밑신경관을 지나 머리뼈를 나온다. 숨뇌의 배쪽 가쪽에서 다수의 뿌리 형태로 나오는데, 혀밑신경관을 통과할 때는 하나의 신경줄기가 된다. 혀몸통의 여러 근육 및 목뿔혀근, 턱끝혀근, 붓혀근에 분포한다. 턱끝목뿔근과 방패목뿔근가지는 1·2번 목신경에서 나오며 혀밑신경을 경유해 표적 근육에 도달한다.

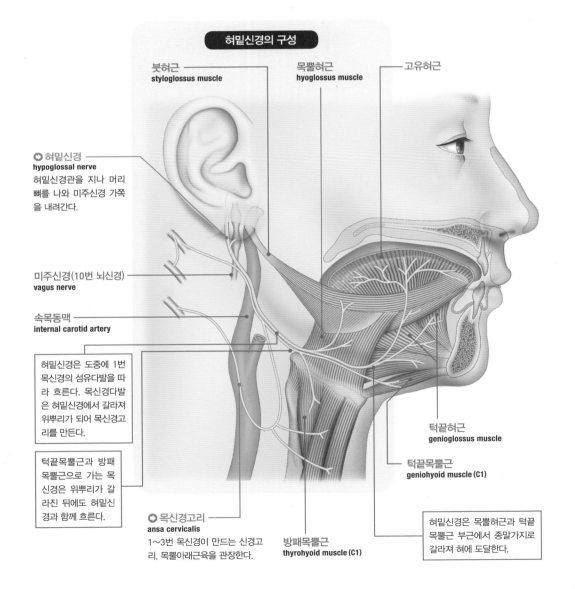

혀밑신경의 구성

붓혀근
styloglossus muscle

목뿔혀근
hyoglossus muscle

고유혀근

○ 혀밑신경
hypoglossal nerve
혀밑신경관을 지나 머리뼈를 나와 미주신경 가쪽을 내려간다.

미주신경(10번 뇌신경)
vagus nerve

속목동맥
internal carotid artery

혀밑신경은 도중에 1번 목신경의 섬유다발을 따라 흐른다. 목신경다발은 혀밑신경에서 갈라져 위뿌리가 되어 목신경고리를 만든다.

턱끝목뿔근과 방패목뿔근으로 가는 목신경은 위뿌리가 갈라진 뒤에도 혀밑신경과 함께 흐른다.

턱끝혀근
genioglossus muscle

턱끝목뿔근
geniohyoid muscle (C1)

○ 목신경고리
ansa cervicalis
1~3번 목신경이 만드는 신경고리. 목뿔아래근육을 관장한다.

방패목뿔근
thyrohyoid muscle (C1)

혀밑신경은 목뿔혀근과 턱끝목뿔근 부근에서 종말가지로 갈라져 혀에 도달한다.

제 7 장

말초신경계통 – 척수신경

Peripheral nervous system - spinal nerve

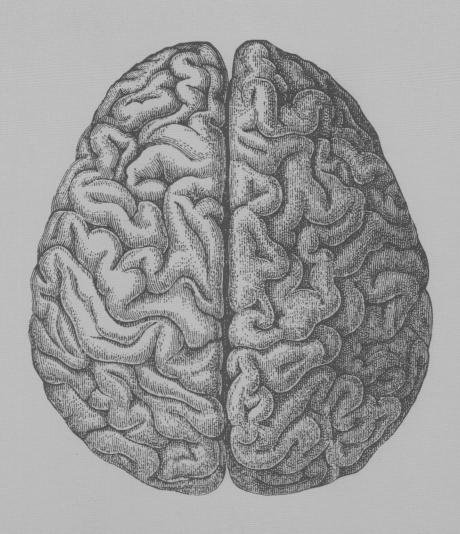

척수신경의 구성

위치와 특징

31쌍의 척수신경은 각각 몸운동성, 몸감각성, 내장운동성, 내장감각성의 네 종류 섬유를 모두 혹은 일부 포함하고 있다. 척수신경은 척수에 드나드는 뒤뿌리와 앞뿌리가 결합해 생기며 가느다란 뇌막가지, 등쪽에 분포하는 뒤가지, 배쪽에 분포하는 앞가지, 교감신경섬유를 포함하는 교통가지로 갈라진다.

척수신경의 구성

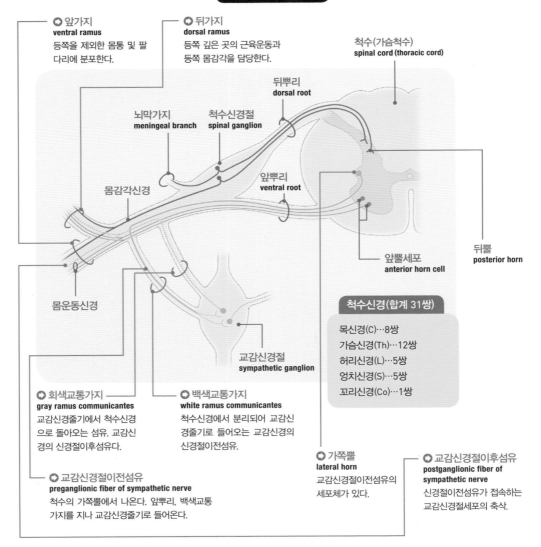

앞가지
ventral ramus
등쪽을 제외한 몸통 및 팔다리에 분포한다.

뒤가지
dorsal ramus
등쪽 깊은 곳의 근육운동과 등쪽 몸감각을 담당한다.

척수(가슴척수)
spinal cord (thoracic cord)

뒤뿌리
dorsal root

뇌막가지
meningeal branch

척수신경절
spinal ganglion

몸감각신경

앞뿌리
ventral root

앞뿔세포
anterior horn cell

뒤뿔
posterior horn

몸운동신경

교감신경절
sympathetic ganglion

척수신경(합계 31쌍)

목신경(C)…8쌍
가슴신경(Th)…12쌍
허리신경(L)…5쌍
엉치신경(S)…5쌍
꼬리신경(Co)…1쌍

회색교통가지
gray ramus communicantes
교감신경줄기에서 척수신경으로 돌아오는 섬유. 교감신경의 신경절이후섬유다.

백색교통가지
white ramus communicantes
척수신경에서 분리되어 교감신경줄기로 들어오는 교감신경의 신경절이전섬유.

가쪽뿔
lateral horn
교감신경절이전섬유의 세포체가 있다.

교감신경절이후섬유
postganglionic fiber of sympathetic nerve
신경절이전섬유가 접속하는 교감신경절세포의 축삭.

교감신경절이전섬유
preganglionic fiber of sympathetic nerve
척수의 가쪽뿔에서 나온다. 앞뿌리, 백색교통가지를 지나 교감신경줄기로 들어온다.

목신경 *cervical nerve*

위치와 특징

목신경은 목뼈의 척추사이구멍에서 나오는 7쌍에 1번 목뼈와 뒤통수뼈 사이에서 나오는 1쌍을 더해 총 8쌍이 있다. 뒤가지는 긴·짧은등근외에 목과 뒤통수의 피부에 분포한다. 1~4번 목신경의 앞가지는 목신경얼기를, 5~8번 목신경의 앞가지는 팔신경얼기를 구성한다.

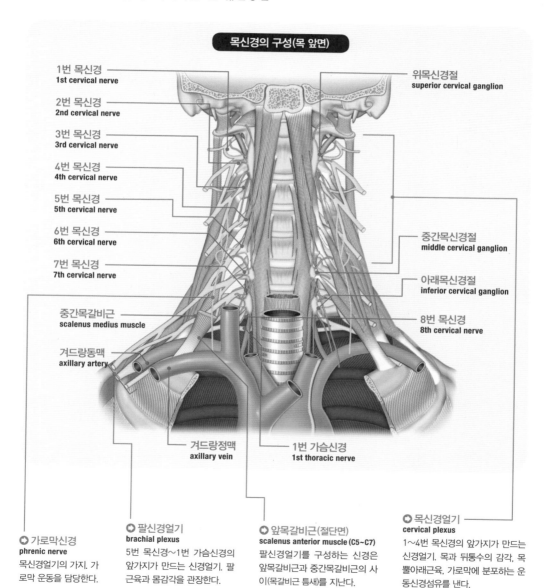

목신경의 구성(목 앞면)

- 1번 목신경
  1st cervical nerve
- 2번 목신경
  2nd cervical nerve
- 3번 목신경
  3rd cervical nerve
- 4번 목신경
  4th cervical nerve
- 5번 목신경
  5th cervical nerve
- 6번 목신경
  6th cervical nerve
- 7번 목신경
  7th cervical nerve
- 중간목갈비근
  scalenus medius muscle
- 겨드랑동맥
  axillary artery

- 위목신경절
  superior cervical ganglion
- 중간목신경절
  middle cervical ganglion
- 아래목신경절
  inferior cervical ganglion
- 8번 목신경
  8th cervical nerve

- 겨드랑정맥
  axillary vein
- 1번 가슴신경
  1st thoracic nerve

● **가로막신경**
phrenic nerve
목신경얼기의 가지. 가로막 운동을 담당한다.

● **팔신경얼기**
brachial plexus
5번 목신경~1번 가슴신경의 앞가지가 만드는 신경얼기. 팔근육과 몸감각을 관장한다.

● **앞목갈비근(절단면)**
scalenus anterior muscle (C5~C7)
팔신경얼기를 구성하는 신경은 앞목갈비근과 중간목갈비근의 사이(목갈비근 틈새)를 지난다.

● **목신경얼기**
cervical plexus
1~4번 목신경의 앞가지가 만드는 신경얼기. 목과 뒤통수의 감각, 목뿔아래근육, 가로막에 분포하는 운동신경섬유를 낸다.

목신경얼기 *cervical plexus*

위치와 특징

신경얼기란 여러 척수신경이 합쳐지거나 갈라지면서 네트워크를 형성한 것이다. 목신경얼기는 1~4번 목신경(C1~C4)의 앞가지가 이루는 신경얼기로 빗장위신경, 작은뒤통수신경, 큰귓바퀴신경, 가로막신경, 가로목신경을 낸다. 가로막신경은 운동신경이고 나머지는 감각신경이다. 특히 1~3번 목신경(C1~C3)은 목신경고리를 만들어 목뿔아래근육을 통제한다.

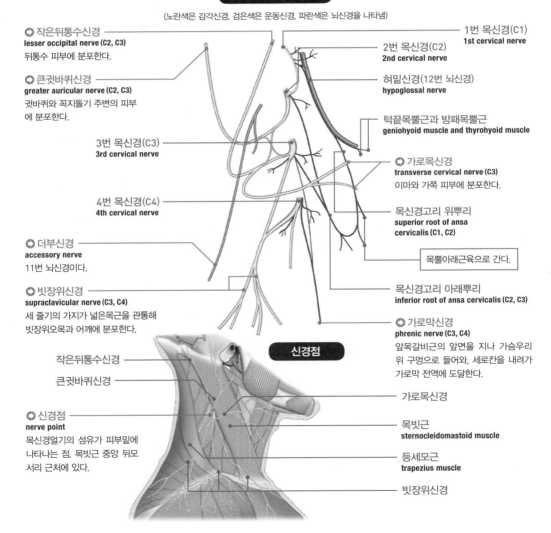

목신경얼기

(노란색은 감각신경, 검은색은 운동신경, 파란색은 뇌신경을 나타냄)

◑ 작은뒤통수신경
lesser occipital nerve (C2, C3)
뒤통수 피부에 분포한다.

◑ 큰귓바퀴신경
greater auricular nerve (C2, C3)
귓바퀴와 꼭지돌기 주변의 피부에 분포한다.

3번 목신경(C3)
3rd cervical nerve

4번 목신경(C4)
4th cervical nerve

◑ 더부신경
accessory nerve
11번 뇌신경이다.

◑ 빗장위신경
supraclavicular nerve (C3, C4)
세 줄기의 가지가 넓은목근을 관통해 빗장위오목과 어깨에 분포한다.

1번 목신경(C1)
1st cervical nerve

2번 목신경(C2)
2nd cervical nerve

혀밑신경(12번 뇌신경)
hypoglossal nerve

턱끝목뿔근과 방패목뿔근
geniohyoid muscle and thyrohyoid muscle

◑ 가로목신경
transverse cervical nerve (C3)
이마와 가쪽 피부에 분포한다.

목신경고리 위뿌리
superior root of ansa cervicalis (C1, C2)

목뿔아래근육으로 간다.

목신경고리 아래뿌리
inferior root of ansa cervicalis (C2, C3)

◑ 가로막신경
phrenic nerve (C3, C4)
앞목갈비근의 앞면을 지나 가슴우리 위 구멍으로 들어와, 세로칸을 내려가 가로막 전역에 도달한다.

신경점

작은뒤통수신경

큰귓바퀴신경

◑ 신경점
nerve point
목신경얼기의 섬유가 피부밑에 나타나는 점. 목빗근 중앙 뒤모서리 근처에 있다.

가로목신경

목빗근
sternocleidomastoid muscle

등세모근
trapezius muscle

빗장위신경

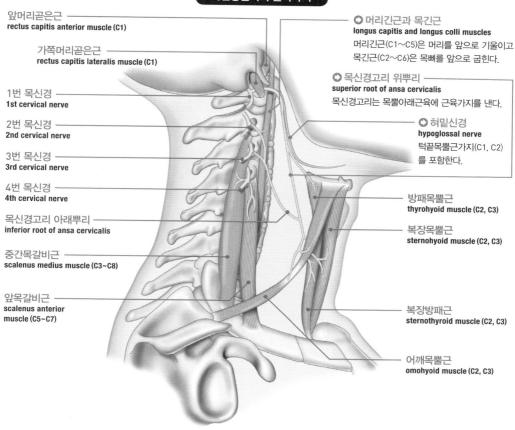

목신경얼기의 근육가지

앞머리곧은근
rectus capitis anterior muscle (C1)

가쪽머리곧은근
rectus capitis lateralis muscle (C1)

1번 목신경
1st cervical nerve

2번 목신경
2nd cervical nerve

3번 목신경
3rd cervical nerve

4번 목신경
4th cervical nerve

목신경고리 아래뿌리
inferior root of ansa cervicalis

중간목갈비근
scalenus medius muscle (C3~C8)

앞목갈비근
scalenus anterior
muscle (C5~C7)

◐ 머리긴근과 목긴근
longus capitis and longus colli muscles
머리긴근(C1~C5)은 머리를 앞으로 기울이고
목긴근(C2~C6)은 목뼈를 앞으로 굽힌다.

◐ 목신경고리 위뿌리
superior root of ansa cervicalis
목신경고리는 목뿔아래근육에 근육가지를 낸다.

◐ 허밑신경
hypoglossal nerve
턱끝목뿔근가지(C1, C2)
를 포함한다.

방패목뿔근
thyrohyoid muscle (C2, C3)

복장목뿔근
sternohyoid muscle (C2, C3)

복장방패근
sternothyroid muscle (C2, C3)

어깨목뿔근
omohyoid muscle (C2, C3)

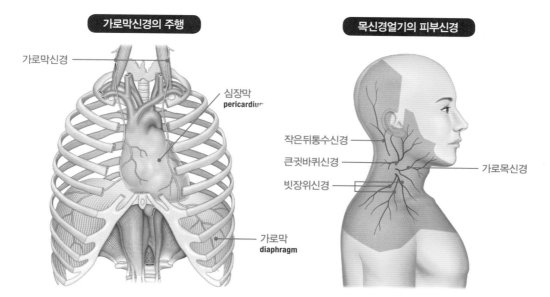

가로막신경의 주행

가로막신경

심장막
pericardium

가로막
diaphragm

목신경얼기의 피부신경

작은뒤통수신경

큰귓바퀴신경

빗장위신경

가로목신경

팔신경얼기 *brachial plexus*

위치와 특징

팔신경얼기는 5번 목신경(C5)~1번 가슴신경(Th1)의 앞가지가 만드는 신경얼기다. 팔, 어깨, 가슴우리 위부분에 분포하는 가지를 낸다. 빗장 위에서는 5번과 6번 목신경(C5, C6)이 위신경줄기, 7번 목신경(C7)이 중간신경줄기, 8번 목신경(C8)과 1번 가슴신경(Th1)이 아래신경줄기를 만든다. 빗장 아래에서는 세 신경줄기가 각각 앞가지와 뒤가지로 나뉜다. 위·중간신경줄기의 앞가지에서 가쪽신경다발이, 아래신경줄기의 앞가지에서 안쪽신경다발이, 세 줄기의 뒤가지에서 뒤신경다발이 형성된다. 안쪽신경다발에서는 자신경(138쪽)이, 가쪽신경다발과 안쪽신경다발 일부에서 정중신경과 근육피부신경(137쪽)이, 뒤신경다발에서는 겨드랑신경(139쪽)이 나온다.

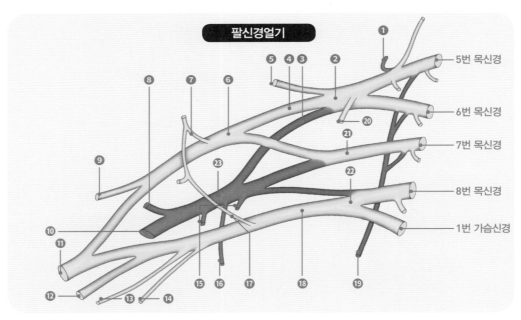

팔신경얼기

5번 목신경
6번 목신경
7번 목신경
8번 목신경
1번 가슴신경

❶ 등쪽어깨신경

❷ 위신경줄기
superior trunk

❸ 뒤가지

❹ 앞가지

❺ 어깨위신경

❻ 가쪽신경다발
lateral cord

❼ 가쪽가슴근신경

❽ 겨드랑신경
axillary nerve (C5, C6)

❾ 근육피부신경
musculocutaneous nerve (C5~C7)

❿ 노신경
radial nerve (C5~Th1)

⓫ 정중신경
median nerve (C5~Th1)

⓬ 자신경
ulnar nerve (C8, Th1)

⓭ 안쪽아래팔피부신경

⓮ 안쪽위팔피부신경

⓯ 어깨밑신경

⓰ 가슴등신경

⓱ 안쪽가슴근신경

⓲ 안쪽신경다발
medial cord

⓳ 긴가슴신경

⓴ 빗장밑근신경

㉑ 중간신경줄기
middle trunk

㉒ 아래신경줄기
inferior trunk

㉓ 뒤신경다발
posterior cord

정중신경과 근육피부신경 *median nerve and musculocutaneous nerve*

위치와 특징

정중신경은 위팔두갈래근고랑을 내려가 원엎침근을 관통하고, 손목관을 통과해 손바닥에 도달한다. 아래팔굽힘근(자쪽손목굽힘근과 깊은 손가락굽힘근 자쪽 부분 제외)과 손바닥 근육의 일부를 관장한다. 근육피부신경은 위팔굽힘근에 근육가지를 낸 뒤 아래팔 가쪽 피부에 분포한다.

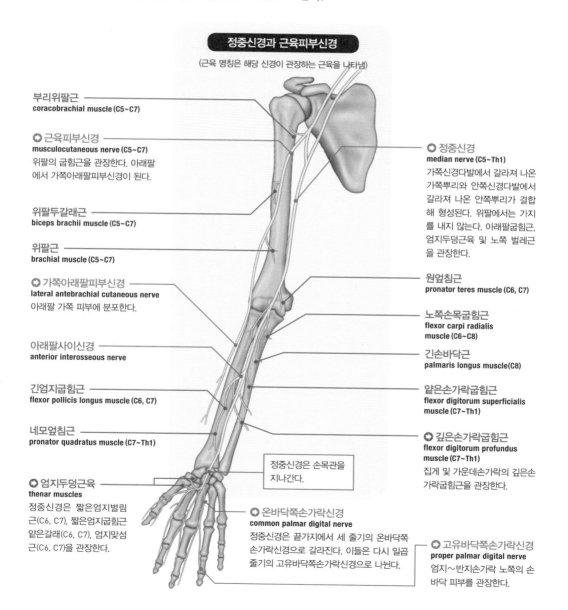

정중신경과 근육피부신경
(근육 명칭은 해당 신경이 관장하는 근육을 나타냄)

부리위팔근
coracobrachial muscle (C5~C7)

◐ **근육피부신경**
musculocutaneous nerve (C5~C7)
위팔의 굽힘근을 관장한다. 아래팔에서 가쪽아래팔피부신경이 된다.

위팔두갈래근
biceps brachii muscle (C5~C7)

위팔근
brachial muscle (C5~C7)

◐ **가쪽아래팔피부신경**
lateral antebrachial cutaneous nerve
아래팔 가쪽 피부에 분포한다.

아래팔사이신경
anterior interosseous nerve

긴엄지굽힘근
flexor pollicis longus muscle (C6, C7)

네모엎침근
pronator quadratus muscle (C7~Th1)

◐ **엄지두덩근육**
thenar muscles
정중신경은 짧은엄지벌림근(C6, C7), 짧은엄지굽힘근 얕은갈래(C6, C7), 엄지맞섬근(C6, C7)을 관장한다.

◐ **정중신경**
median nerve (C5~Th1)
가쪽신경다발에서 갈라져 나온 가쪽뿌리와 안쪽신경다발에서 갈라져 나온 안쪽뿌리가 결합해 형성된다. 위팔에서는 가지를 내지 않는다. 아래팔굽힘근, 엄지두덩근육 및 노쪽 벌레근을 관장한다.

원엎침근
pronator teres muscle (C6, C7)

노쪽손목굽힘근
flexor carpi radialis muscle (C6~C8)

긴손바닥근
palmaris longus muscle(C8)

얕은손가락굽힘근
flexor digitorum superficialis muscle (C7~Th1)

◐ **깊은손가락굽힘근**
flexor digitorum profundus muscle (C7~Th1)
집게 및 가운데손가락의 깊은손가락굽힘근을 관장한다.

정중신경은 손목관을 지나간다.

◐ **온바닥쪽손가락신경**
common palmar digital nerve
정중신경은 끝가지에서 세 줄기의 온바닥쪽손가락신경으로 갈라진다. 이들은 다시 일곱 줄기의 고유바닥쪽손가락신경으로 나뉜다.

◐ **고유바닥쪽손가락신경**
proper palmar digital nerve
엄지~반지손가락 노쪽의 손바닥 피부를 관장한다.

자신경 *ulnar nerve*

위치와 특징

자신경은 위팔동맥의 안쪽을 내려가 위팔뼈 안쪽위관절융기 뒤쪽의 자신경고랑을 지난다. 이 위치에서는 밖에서도 자신경을 만질 수 있다. 아래팔의 자쪽손목굽힘근과 깊은손가락굽힘근 자쪽 부위(반지손가락과 새끼손가락), 새끼두덩근, 자쪽에 있는 2개의 벌레근, 모든 뼈사이근, 짧은엄지굽힘근 깊은갈래, 엄지모음근을 관장한다.

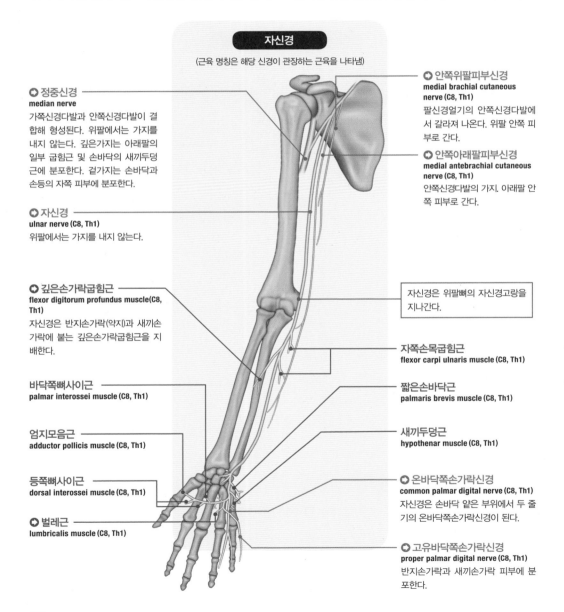

자신경

(근육 명칭은 해당 신경이 관장하는 근육을 나타냄)

○ **정중신경**
median nerve
가쪽신경다발과 안쪽신경다발이 결합해 형성된다. 위팔에서는 가지를 내지 않는다. 깊은가지는 아래팔의 일부 굽힘근 및 손바닥의 새끼두덩근에 분포한다. 겉가지는 손바닥과 손등의 자쪽 피부에 분포한다.

○ **자신경**
ulnar nerve (C8, Th1)
위팔에서는 가지를 내지 않는다.

○ **깊은손가락굽힘근**
flexor digitorum profundus muscle(C8, Th1)
자신경은 반지손가락(약지)과 새끼손가락에 붙는 깊은손가락굽힘근을 지배한다.

바닥쪽뼈사이근
palmar interossei muscle (C8, Th1)

엄지모음근
adductor pollicis muscle (C8, Th1)

등쪽뼈사이근
dorsal interossei muscle (C8, Th1)

○ **벌레근**
lumbricalis muscle (C8, Th1)

○ **안쪽위팔피부신경**
medial brachial cutaneous nerve (C8, Th1)
팔신경얼기의 안쪽신경다발에서 갈라져 나온다. 위팔 안쪽 피부로 간다.

○ **안쪽아래팔피부신경**
medial antebrachial cutaneous nerve (C8, Th1)
안쪽신경다발의 가지. 아래팔 안쪽 피부로 간다.

자신경은 위팔뼈의 자신경고랑을 지나간다.

자쪽손목굽힘근
flexor carpi ulnaris muscle (C8, Th1)

짧은손바닥근
palmaris brevis muscle (C8, Th1)

새끼두덩근
hypothenar muscle (C8, Th1)

○ **온바닥쪽손가락신경**
common palmar digital nerve (C8, Th1)
자신경은 손바닥 얕은 부위에서 두 줄기의 온바닥쪽손가락신경이 된다.

○ **고유바닥쪽손가락신경**
proper palmar digital nerve (C8, Th1)
반지손가락과 새끼손가락 피부에 분포한다.

노신경 *radial nerve*

위치와 특징

노신경은 깊은위팔동맥과 함께 위팔뼈의 등쪽 노신경고랑을 가쪽 밑을 지난다. 위팔 뒤쪽의 피부신경과 위팔 폄근에 근육가지를 낸다. 팔 노뼈근과 위팔근 사이에서 팔오금으로 나와 깊은가지와 얕은가지로 나뉜다. 깊은가지는 뒤침근을 통과한 뒤 등쪽으로 돌아 아래팔 폄근과 긴엄지벌림근으로 가고, 얕은가지는 아래팔 뒤쪽과 손등 피부에 분포한다.

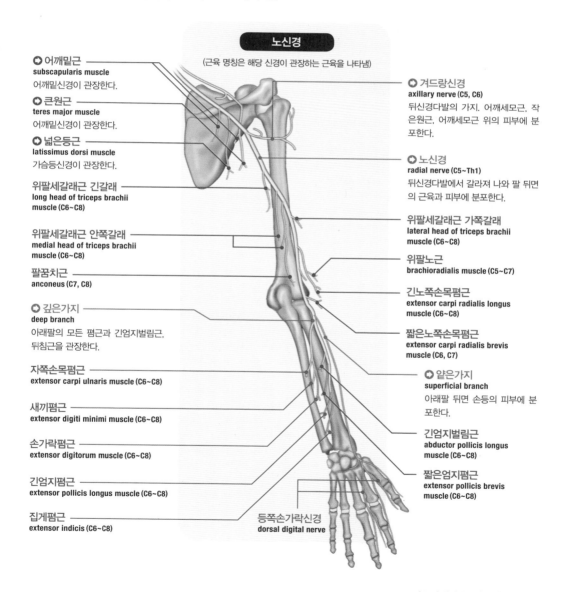

노신경

(근육 명칭은 해당 신경이 관장하는 근육을 나타냄)

○ **어깨밑근**
subscapularis muscle
어깨밑신경이 관장한다.

○ **큰원근**
teres major muscle
어깨밑신경이 관장한다.

○ **넓은등근**
latissimus dorsi muscle
가슴등신경이 관장한다.

위팔세갈래근 긴갈래
long head of triceps brachii
muscle (C6~C8)

위팔세갈래근 안쪽갈래
medial head of triceps brachii
muscle (C6~C8)

팔꿈치근
anconeus (C7, C8)

○ **깊은가지**
deep branch
아래팔의 모든 폄근과 긴엄지벌림근, 뒤침근을 관장한다.

자쪽손목폄근
extensor carpi ulnaris muscle (C6~C8)

새끼폄근
extensor digiti minimi muscle (C6~C8)

손가락폄근
extensor digitorum muscle (C6~C8)

긴엄지폄근
extensor pollicis longus muscle (C6~C8)

집게폄근
extensor indicis (C6~C8)

○ **겨드랑신경**
axillary nerve (C5, C6)
뒤신경다발의 가지. 어깨세모근, 작은원근, 어깨세모근 위의 피부에 분포한다.

○ **노신경**
radial nerve (C5~Th1)
뒤신경다발에서 갈라져 나와 팔 뒤면의 근육과 피부에 분포한다.

위팔세갈래근 가쪽갈래
lateral head of triceps brachii
muscle (C6~C8)

위팔노근
brachioradialis muscle (C5~C7)

긴노쪽손목폄근
extensor carpi radialis longus
muscle (C6~C8)

짧은노쪽손목폄근
extensor carpi radialis brevis
muscle (C6, C7)

○ **얕은가지**
superficial branch
아래팔 뒤면 손등의 피부에 분포한다.

긴엄지벌림근
abductor pollicis longus
muscle (C6~C8)

짧은엄지폄근
extensor pollicis brevis
muscle (C6~C8)

등쪽손가락신경
dorsal digital nerve

팔근육의 신경지배

위치와 특징

팔근육은 팔신경얼기(136쪽)가 관장한다. 폄근은 위팔과 아래팔 모두 노신경이 주관한다. 위팔의 굽힘근은 근육피부신경이, 아래팔의 굽힘근은 정중신경이 자쪽손목굽힘근과 깊은손가락굽힘근의 자쪽 절반(자신경이 지배)을 제외한 부분을 관장한다. 손바닥근육은 정중신경과 자신경이 관장한다.

❶ 위팔두갈래근 짧은갈래
short head of biceps brachii muscle

❷ 부리위팔근
coracobrachialis muscle

❸ 위팔두갈래근 긴갈래
long head of biceps brachii muscle

❹ 위팔근
brachialis muscle

❺ 노신경
radial nerve

❻ 뒤아래팔피부신경
posterior antebrachial cutaneous nerve

❼ 위팔세갈래근 안쪽갈래
medial head of triceps brachii muscle

❽ 위팔세갈래근 가쪽갈래
lateral head of triceps brachii muscle

❾ 위팔세갈래근 긴갈래
long head of triceps brachii muscle

❿ 자신경
ulnar nerve

⓫ 안쪽아래팔피부신경
medial antebrachial cutaneous nerve

⓬ 정중신경
median nerve

⓭ 원엎침근
pronator teres muscle

⓮ 노쪽손목굽힘근
flexor carpi radialis muscle

⓯ 긴엄지굽힘근
flexor pollicis longs muscle

⓰ 긴손바닥근
palmaris longus muscle

⓱ 얕은손가락굽힘근
flexor digitorum superficialis muscle

⓲ 깊은손가락굽힘근 노쪽 절반
radial half of flexor digitorum profundus muscle

⓳ 자동맥과 자신경
ulnar artery and ulnar nerve

⓴ 자쪽손목굽힘근
flexor carpi ulnaris muscle

㉑ 깊은손가락굽힘근 자쪽 절반
ulnar half of flexor digitorum profundus muscle
자쪽 절반은 자신경, 노쪽 절반은 정중신경이 주관한다.

㉒ 자쪽손목폄근
extensor carpi ulnaris muscle

㉓ 새끼폄근
extensor digiti minimi muscle

㉔ 긴엄지폄근
extensor pollicis longus muscle

㉕ 긴엄지벌림근
abductor pollicis longus muscle

㉖ 뒤침근
supinator muscle

㉗ 온손가락폄근
extensor digitorum communis muscle

㉘ 짧은노쪽손목폄근
extensor carpi radialis brevis muscle

㉙ 긴노쪽손목폄근
extensor carpi radialis longus muscle

㉚ 위팔노근
brachioradial muscle

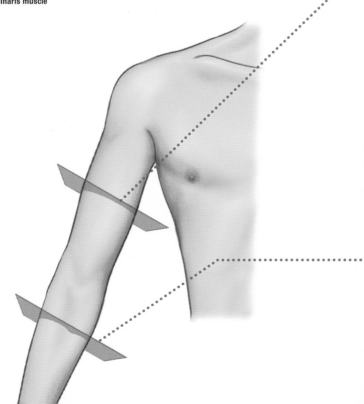

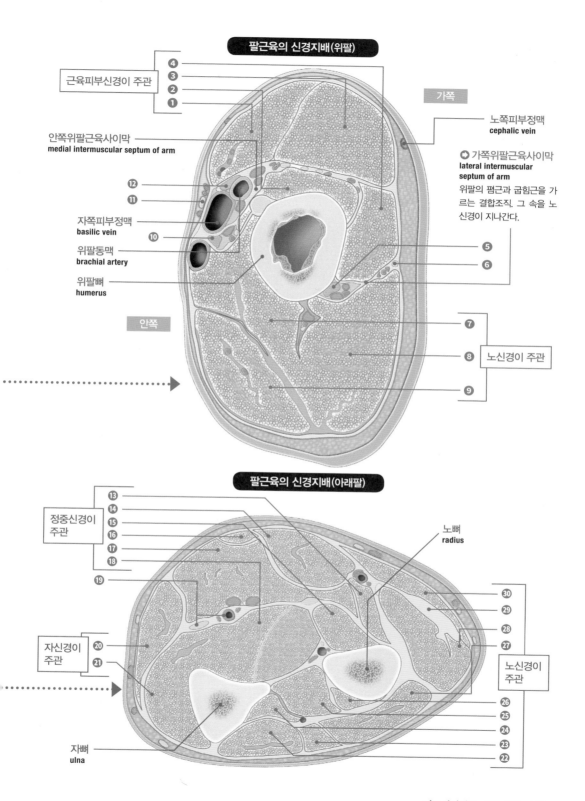

팔근육의 신경지배(위팔)

근육피부신경이 주관
❹
❸
❷
❶

안쪽위팔근육사이막
medial intermuscular septum of arm

가쪽

노쪽피부정맥
cephalic vein

⊙ 가쪽위팔근육사이막
lateral intermuscular septum of arm
위팔의 폄근과 굽힘근을 가르는 결합조직. 그 속을 노신경이 지나간다.

⓬
⓫
자쪽피부정맥
basilic vein
❿

위팔동맥
brachial artery

위팔뼈
humerus

❺
❻

안쪽

❼
❽ 노신경이 주관
❾

팔근육의 신경지배(아래팔)

⓭
⓮
⓯
정중신경이
주관
⓰
⓱
⓲
⓳

노뼈
radius

자신경이
주관
⓴
㉑

㉚
㉙
㉘
㉗

노신경이
주관

㉖
㉕
㉔
㉓
㉒

자뼈
ulna

팔신경 장애

위치와 특징

팔신경얼기의 가지인 정중신경, 자신경, 노신경
은 아래팔의 근육을 관장한다. 각 신경 기능에
이상이 있으면 지배 영역에 따라 다른 장애를
나타낸다. 아래 그림에서 짙게 나타난 동작은
정상, 옅게 나타낸 동작은 장애와 그 증상을 나
타낸다.

정중신경 마비

정중신경에 장애가 생기면 아래팔 엎침, 손목
굽힘, 엄지, 집게, 가운데손가락 굽힘이 불가능
하다. 그 결과 원숭이손(ape hand) 또는 선서
의 손(schwurhand) 형태가 된다.

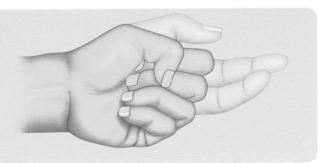

자신경 마비

자신경이 손상되면 벌레근이 마비되므로 대항
근의 작용에 의해 손허리손가락관절이 펴지고
중간마디뼈와 끝마디뼈가 굽는다. 새끼두덩근
과 엄지모음근도 함께 마비되므로 그림처럼 갈
퀴손(claw hand) 형태가 된다.

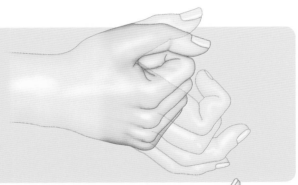

노신경 마비

위팔에서 노신경 장애가 생기면 모든 아래팔 폄
근의 기능이 상실된다. 그 결과 손목관절과 손가
락관절을 펴지 못하는 손목처짐(wristdrop) 상태
가 된다.

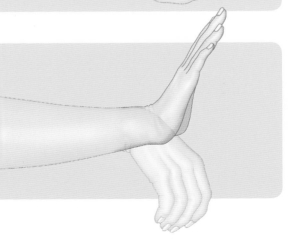

가슴신경 *thoracic nerve*

위치와 특징

몸통, 특히 가슴 부분은 발생 초기에 형성된 구조가 남아 있다. 즉 하나의 몸분절 영역에 신경얼기를 형성하지 않은 하나의 가슴신경이 규칙적으로 분포한다. 가슴신경의 뒤가지는 등쪽근육과 피부에 분포한다. 앞가지는 갈비사이신경으로 갈비사이동·정맥과 함께 앞쪽으로 간다. 상위 여섯 갈비사이신경은 가쪽피부가지와 앞피부가지를 내고 복장뼈 부근에까지 분포한다. 하위의 여섯 갈비사이신경은 갈비연골을 넘어 배가로근, 배속빗근, 배바깥빗근, 배곧은근 등의 근육과 배 부위 피부에 분포한다.

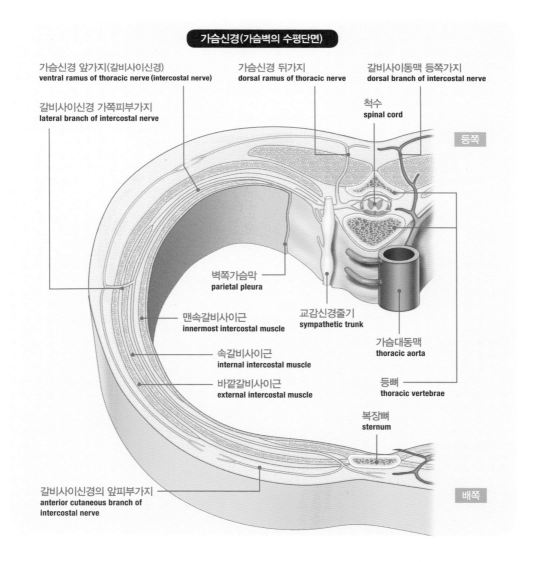

가슴신경(가슴벽의 수평단면)

가슴신경 앞가지(갈비사이신경)
ventral ramus of thoracic nerve (intercostal nerve)

가슴신경 뒤가지
dorsal ramus of thoracic nerve

갈비사이동맥 등쪽가지
dorsal branch of intercostal nerve

갈비사이신경 가쪽피부가지
lateral branch of intercostal nerve

척수
spinal cord

등쪽

벽쪽가슴막
parietal pleura

맨속갈비사이근
innermost intercostal muscle

교감신경줄기
sympathetic trunk

가슴대동맥
thoracic aorta

속갈비사이근
internal intercostal muscle

바깥갈비사이근
external intercostal muscle

등뼈
thoracic vertebrae

복장뼈
sternum

갈비사이신경의 앞피부가지
anterior cutaneous branch of
intercostal nerve

배쪽

허리신경얼기와 엉치신경얼기 *lumbar plexus and sacral plexus*

위치와 특징

1~3번 허리신경 앞가지와 4번 허리신경, 12번 가슴신경 앞가지의 일부가 큰허리근 뒤부분에 허리신경얼기를 형성한다. 주요 가지는 엉덩아랫배신경, 엉덩샅굴신경, 음부넙다리신경, 가쪽넙다리피부신경, 넙다리신경, 폐쇄신경이다.

4·5번 허리신경(허리엉치신경줄기), 1~3번 엉치신경의 앞가지, 4번 엉치신경의 일부가 궁둥구멍근 앞면에 엉치신경얼기를 형성한다. 주요 가지는 위볼기신경, 아래볼기신경, 뒤넙다리피부신경, 궁둥신경, 음부신경이다. 이들 신경얼기는 주로 다리 운동과 감각을 지배한다.

❶ 갈비밑신경
subcostal nerve
12번 가슴신경의 앞가지. 12번 갈비사이신경에 해당한다. 12번 갈비뼈의 아래모서리를 앞으로 달린다. 배벽의 근육과 허리 피부에 분포한다.

❷ 엉덩아랫배신경
iliohypogastric nerve (Th12, L1)
가쪽·안쪽피부가지는 아랫배와 샅 부위에 분포한다. 근육가지는 배벽 근육(배바깥빗근, 배속빗근, 배가로근, 배곧은근)의 일부를 관장한다.

❸ 엉덩샅굴신경
ilioinguinal nerve (L1)
음낭과 음순 상부의 피부에 분포한다. 배속빗근, 배가로근 등 배벽의 근육을 관장한다.

❹ 음부넙다리신경
genitofemoral nerve (L1, L2)
음부가지는 샅굴을 지나 음낭과 음순에 분포하고, 고환올림근을 관장한다. 넙다리가지는 샅인대 밑을 지나 넙다리 안쪽에 분포한다.

❺ 가쪽넙다리피부신경
lateral femoral cutaneous nerve (L2, L3)
위앞엉덩뼈 능선 안쪽에서 넙다리 앞면으로 나와 넙다리 가쪽 피부에 분포한다.

❻ 넙다리신경
femoral nerve (L2~L4)
허리신경얼기에서 가장 큰 가지. 근육 틈새구멍을 지나 넙다리 앞면(앞피부가지)과 종아리 안쪽(두렁신경)의 피부를 관장한다. 근육가지는 넙다리 앞면의 폄근을 관장한다.

❼ 위볼기신경
superior gluteal nerve (L4~S1)
궁둥구멍근 위 구멍을 지나 중간볼기근, 작은볼기근에 분포한다.

❽ 폐쇄신경
obturator nerve (L2~L4)
폐쇄구멍을 지나 넙다리 안쪽의 모음근을 지배한다. 피부가지는 넙다리 안쪽 피부에 분포한다. 두덩근은 폐쇄신경과 넙다리신경의 이중 지배를 받는다.

❾ 뒤넙다리피부신경
posterior femoral cutaneous nerve (S1~S3)
넙다리 뒤면과 볼기 아래쪽의 피부신경.

❿ 궁둥신경
sciatic nerve (L4~L3)
온종아리신경과 정강신경이 이룬다. 넙다리 뒤면과 종아리 근육 및 피부에 분포한다.

⓫ 정강신경
tibial nerve
넙다리 뒤면과 종아리 뒤면의 근육을 관장한다.

⓬ 온종아리신경
common peroneal nerve
넙다리두갈래근 짧은갈래, 종아리근 및 종아리 앞면 근육을 지배한다.

⓭ 음부신경
pudendal nerve (S2~S4)
샅 부위 피부와 근육에 분포한다.

⓮ 꼬리신경
coccygeal nerve (Co)

⓯ 5번 엉치신경
5th sacral nerve (S5)

⓰ 4번 엉치신경
4th sacral nerve (S4)

⓱ 3번 엉치신경
3rd sacral nerve (S3)

⓲ 2번 엉치신경
2nd sacral nerve (S2)

⓳ 1번 엉치신경
1st sacral nerve (S1)

⓴ 허리엉치신경줄기
lumbosacral trunk
4·5번 허리신경으로 이뤄져 있다. 엉치신경얼기에 더해진다.

㉑ 5번 허리신경
5th lumbar nerve (L5)
4번 허리신경과 함께 허리엉치신경줄기를 형성하고 엉치신경얼기에 합류한다.

㉒ 4번 허리신경
4th lumbar nerve (L4)
4번 허리신경은 일부 넙다리신경과 폐쇄신경에 합류한다. 나머지는 허리엉치신경줄기에 합류해 엉치신경얼기로 들어간다.

㉓ 3번 허리신경
3rd lumbar nerve (L3)

㉔ 2번 허리신경
2nd lumbar nerve (L2)

㉕ 1번 허리신경
1st lumbar nerve (L1)

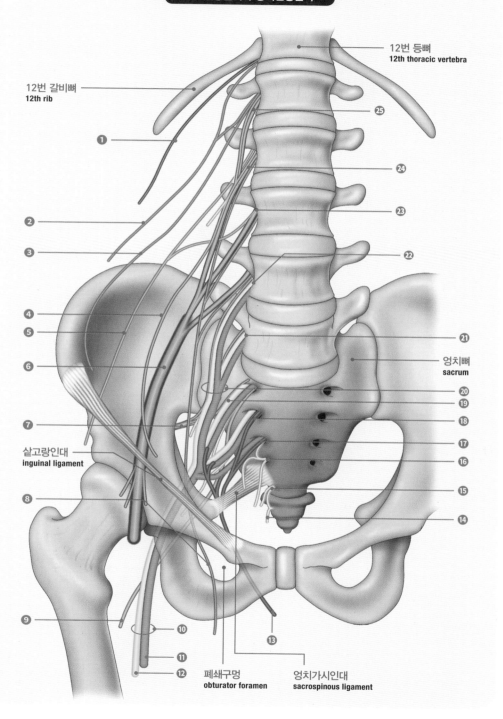

12번 갈비뼈
12th rib

12번 등뼈
12th thoracic vertebra

❶

❷

❸

❹

❺

❻

❼

살고랑인대
inguinal ligament

❽

❾

❿

⓫

⓬

폐쇄구멍
obturator foramen

⓭

엉치가시인대
sacrospinous ligament

㉕

㉔

㉓

㉒

㉑

엉치뼈
sacrum

⑳

⑲

⑱

⑰

⑯

⑮

⑭

다리 앞면의 신경

위치와 특징

넙다리 앞면의 근육은 넙다리신경과 폐쇄신경이 관장한다. 넙다리네갈래근 등의 폄근은 넙다리신경이, 모음근은 폐쇄신경이 관장한다. 단 두덩근은 넙다리신경과 폐쇄신경이, 큰모음근은 폐쇄신경과 궁둥신경이 함께 관장한다. 종아리 앞면에는 온종아리신경에서 갈라져 나온 얕은종아리신경과 깊은종아리신경이 분포한다. 얕은종아리신경은 긴·짧은종아리근을, 깊은종아리신경은 앞정강근, 긴엄지폄근, 긴발가락폄근, 셋째종아리근을 관장한다. 얕은종아리신경과 깊은종아리신경은 발등의 피부신경이 된다.

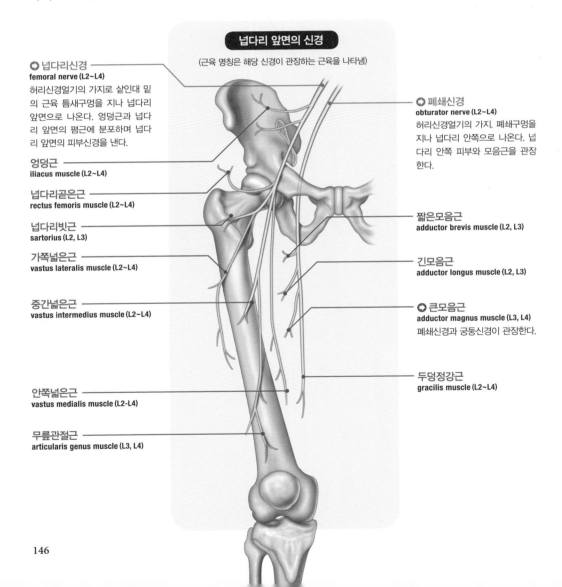

넙다리 앞면의 신경

(근육 명칭은 해당 신경이 관장하는 근육을 나타냄)

○ **넙다리신경**
femoral nerve (L2~L4)
허리신경얼기의 가지로 살인대 밑의 근육 틈새구멍을 지나 넙다리 앞면으로 나온다. 엉덩근과 넙다리 앞면의 폄근에 분포하며 넙다리 앞면의 피부신경을 낸다.

엉덩근
iliacus muscle (L2~L4)

넙다리곧은근
rectus femoris muscle (L2~L4)

넙다리빗근
sartorius (L2, L3)

가쪽넓은근
vastus lateralis muscle (L2~L4)

중간넓은근
vastus intermedius muscle (L2~L4)

안쪽넓은근
vastus medialis muscle (L2-L4)

무릎관절근
articularis genus muscle (L3, L4)

○ **폐쇄신경**
obturator nerve (L2~L4)
허리신경얼기의 가지. 폐쇄구멍을 지나 넙다리 안쪽으로 나온다. 넙다리 안쪽 피부와 모음근을 관장한다.

짧은모음근
adductor brevis muscle (L2, L3)

긴모음근
adductor longus muscle (L2, L3)

○ **큰모음근**
adductor magnus muscle (L3, L4)
폐쇄신경과 궁둥신경이 관장한다.

두덩정강근
gracilis muscle (L2~L4)

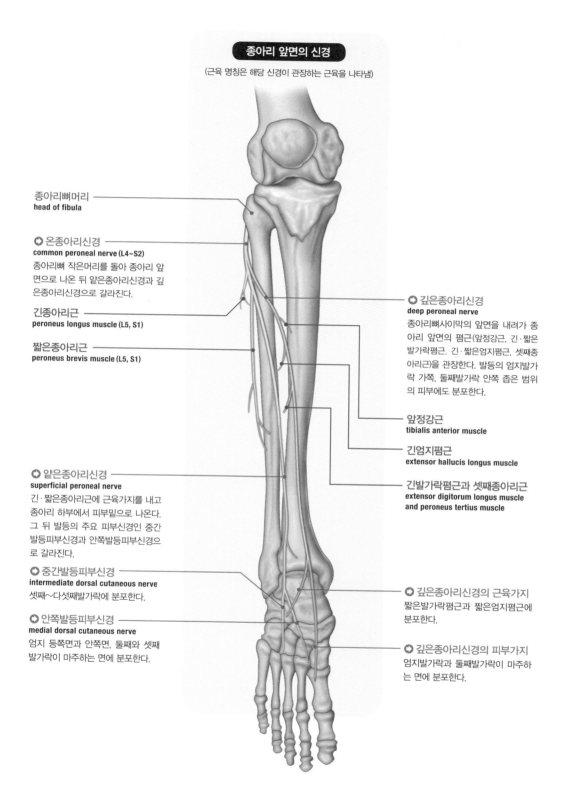

종아리 앞면의 신경

(근육 명칭은 해당 신경이 관장하는 근육을 나타냄)

종아리뼈머리
head of fibula

◐ 온종아리신경
common peroneal nerve (L4~S2)
종아리뼈 작은머리를 돌아 종아리 앞
면으로 나온 뒤 얕은종아리신경과 깊
은종아리신경으로 갈라진다.

긴종아리근
peroneus longus muscle (L5, S1)

짧은종아리근
peroneus brevis muscle (L5, S1)

◐ 얕은종아리신경
superficial peroneal nerve
긴·짧은종아리근에 근육가지를 내고
종아리 하부에서 피부밑으로 나온다.
그 뒤 발등의 주요 피부신경인 중간
발등피부신경과 안쪽발등피부신경으
로 갈라진다.

◐ 중간발등피부신경
intermediate dorsal cutaneous nerve
셋째~다섯째발가락에 분포한다.

◐ 안쪽발등피부신경
medial dorsal cutaneous nerve
엄지 등쪽면과 안쪽면, 둘째와 셋째
발가락이 마주하는 면에 분포한다.

◐ 깊은종아리신경
deep peroneal nerve
종아리뼈사이막의 앞면을 내려가 종
아리 앞면의 폄근(앞정강근, 긴·짧은
발가락폄근, 긴·짧은엄지폄근, 셋째종
아리근)을 관장한다. 발등의 엄지발가
락 가쪽, 둘째발가락 안쪽 좁은 범위
의 피부에도 분포한다.

앞정강근
tibialis anterior muscle

긴엄지폄근
extensor hallucis longus muscle

긴발가락폄근과 셋째종아리근
**extensor digitorum longus muscle
and peroneus tertius muscle**

◐ 깊은종아리신경의 근육가지
짧은발가락폄근과 짧은엄지폄근에
분포한다.

◐ 깊은종아리신경의 피부가지
엄지발가락과 둘째발가락이 마주하
는 면에 분포한다.

다리 뒤면의 신경

위치와 특징

다리 뒤면의 근육은 궁둥신경이 주관한다. 궁
둥신경은 정강신경과 온종아리신경으로 이루
어져 있는데, 정강신경은 넙다리두갈래근 짧은
갈래를 제외한 넙다리굽힘근, 종아리 뒤면과
발바닥 근육을 관장한다. 온종아리신경의 가지
는 종아리 앞면의 근육을 관장한다.

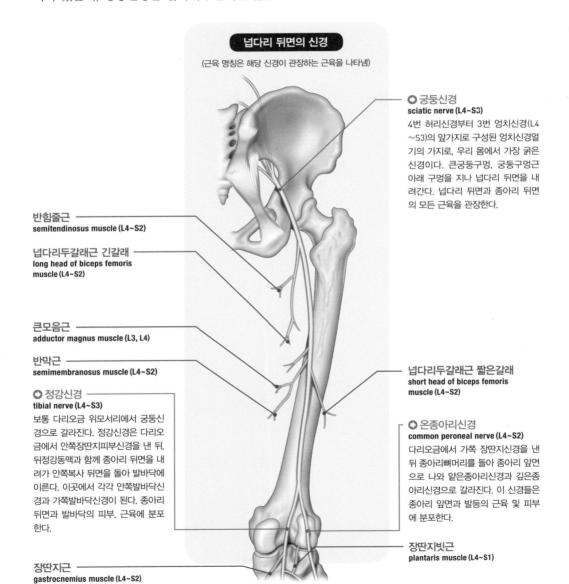

넙다리 뒤면의 신경

(근육 명칭은 해당 신경이 관장하는 근육을 나타냄)

반힘줄근
semitendinosus muscle (L4~S2)

넙다리두갈래근 긴갈래
long head of biceps femoris
muscle (L4~S2)

큰모음근
adductor magnus muscle (L3, L4)

반막근
semimembranosus muscle (L4~S2)

○ 정강신경
tibial nerve (L4~S3)
보통 다리오금 위모서리에서 궁둥신
경으로 갈라진다. 정강신경은 다리오
금에서 안쪽장딴지피부신경을 낸 뒤,
뒤정강동맥과 함께 종아리 뒤면을 내
려가 안쪽복사 뒤면을 돌아 발바닥에
이른다. 이곳에서 각각 안쪽발바닥신
경과 가쪽발바닥신경이 된다. 종아리
뒤면과 발바닥의 피부, 근육에 분포
한다.

장딴지근
gastrocnemius muscle (L4~S2)

○ 궁둥신경
sciatic nerve (L4~S3)
4번 허리신경부터 3번 엉치신경(L4
~S3)의 앞가지로 구성된 엉치신경얼
기의 가지로, 우리 몸에서 가장 굵은
신경이다. 큰궁둥구멍, 궁둥구멍근
아래 구멍을 지나 넙다리 뒤면을 내
려간다. 넙다리 뒤면과 종아리 뒤면
의 모든 근육을 관장한다.

넙다리두갈래근 짧은갈래
short head of biceps femoris
muscle (L4~S2)

○ 온종아리신경
common peroneal nerve (L4~S2)
다리오금에서 가쪽 장딴지신경을 낸
뒤 종아리뼈머리를 돌아 종아리 앞면
으로 나와 얕은종아리신경과 깊은종
아리신경으로 갈라진다. 이 신경들은
종아리 앞면과 발등의 근육 및 피부
에 분포한다.

장딴지빗근
plantaris muscle (L4~S1)

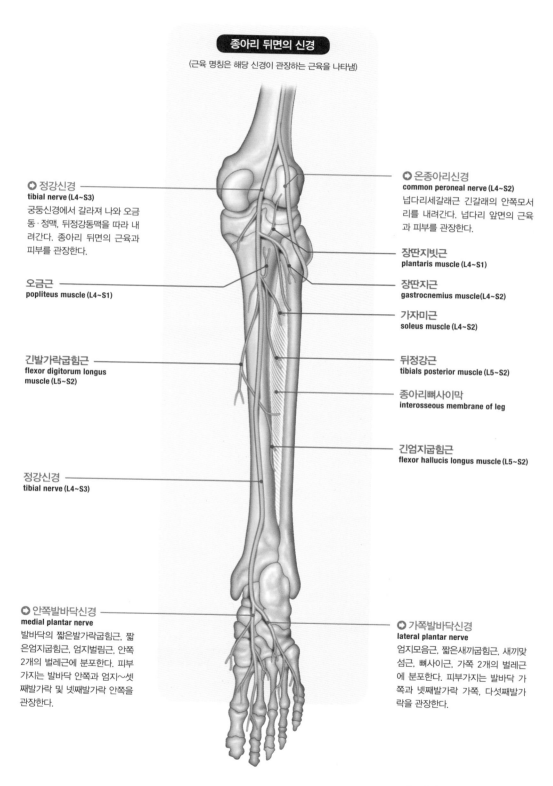

종아리 뒤면의 신경

(근육 명칭은 해당 신경이 관장하는 근육을 나타냄)

정강신경
tibial nerve (L4~S3)
궁둥신경에서 갈라져 나와 오금
동·정맥, 뒤정강동맥을 따라 내
려간다. 종아리 뒤면의 근육과
피부를 관장한다.

오금근
popliteus muscle (L4~S1)

긴발가락굽힘근
flexor digitorum longus
muscle (L5~S2)

정강신경
tibial nerve (L4~S3)

안쪽발바닥신경
medial plantar nerve
발바닥의 짧은발가락굽힘근, 짧
은엄지굽힘근, 엄지벌림근, 안쪽
2개의 벌레근에 분포한다. 피부
가지는 발바닥 안쪽과 엄지~셋
째발가락 및 넷째발가락 안쪽을
관장한다.

온종아리신경
common peroneal nerve (L4~S2)
넙다리세갈래근 긴갈래의 안쪽모서
리를 내려간다. 넙다리 앞면의 근육
과 피부를 관장한다.

장딴지빗근
plantaris muscle (L4~S1)

장딴지근
gastrocnemius muscle(L4~S2)

가자미근
soleus muscle (L4~S2)

뒤정강근
tibials posterior muscle (L5~S2)

종아리뼈사이막
interosseous membrane of leg

긴엄지굽힘근
flexor hallucis longus muscle (L5~S2)

가쪽발바닥신경
lateral plantar nerve
엄지모음근, 짧은새끼굽힘근, 새끼맞
섬근, 뼈사이근, 가쪽 2개의 벌레근
에 분포한다. 피부가지는 발바닥 가
쪽과 넷째발가락 가쪽, 다섯째발가
락을 관장한다.

다리근육의 신경지배

위치와 특징

넙다리의 폄근과 모음근은 허리신경얼기의 가지가, 뒤면의 굽힘근은 엉치신경얼기의 궁둥신경이 주관한다. 종아리 근육도 궁둥신경이 관장하며 굽힘근은 정강신경, 폄근은 온종아리신경이 관장한다.

❶ 큰볼기근
gluteus maximus muscle (L5, S1)

❷ 궁둥신경
sciatic nerve

❸ 넙다리두갈래근 긴갈래
long head of biceps femoris muscle (L4~S2)

❹ 반힘줄근
semitendinosus muscle (L4~S2)

❺ 반막근
semimembranosus muscle (L4~S2)

❻ 큰모음근
adductor magnus muscle (L3, L4)

❼ 두덩정강근
gracilis muscle (L2~L4)

❽ 짧은모음근
adductor brevis muscle (L2, L3)

❾ 긴모음근
adductor longus muscle (L2, L3)

❿ 넙다리빗근
sartorius muscle (L2, L3)

⓫ 안쪽넓은근
vastus medialis muscle (L2~L4)

⓬ 중간넓은근
vastus intermedius muscle (L2~L4)

⓭ 넙다리곧은근
rectus femoris muscle (L2~L4)

⓮ 가쪽넓은근
vastus lateralis muscle (L2~L4)

⓯ 긴종아리근
peroneus longus muscle (L5, S1)

⓰ 짧은종아리근
peroneus brevis muscle (L5, S1)

⓱ 얕은종아리신경
superficial peroneal nerve

⓲ 긴발가락폄근
extensor digitorum longus muscle (L4~S1)

⓳ 긴엄지폄근
flexor hallucis longus muscle (L4~S1)

⓴ 앞정강근
tibialis anterior muscle (L4~S1)

㉑ 깊은종아리신경
deep peroneal nerve

㉒ 정강신경
tibial nerve

㉓ 긴손가락굽힘근
flexor digitorum longus muscle (L5~S2)

㉔ 뒤정강근
tibialis posterior muscle (L5~S2)

㉕ 긴엄지굽힘근
flexor hallucis longus muscle (L5~S2)

㉖ 가자미근
soleus muscle (L4~S2)

㉗ 장딴지빗근 힘줄
plantaris tendon

㉘ 장딴지 널힘줄
gastrocnemius aponeurosis

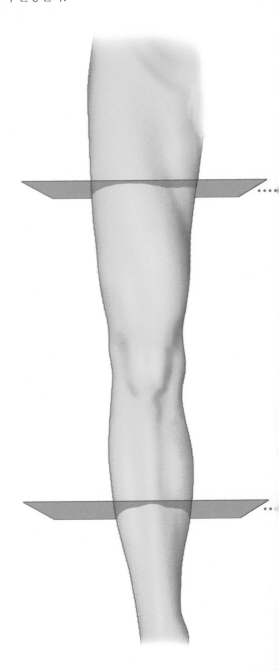

넙다리근의 신경지배

넙다리근 중 앞면에 있는 넙다리네갈래근과 넙다리빗근은 넙다리신경(L1~L4), 안쪽의 모음근은 폐쇄신경(L2~L4), 뒤쪽에 위치하는 굽힘근은 궁둥신경(L4~S3)이 관장한다. 즉 앞면에서 뒤면으로 가면서 관장하는 신경이 달라진다.

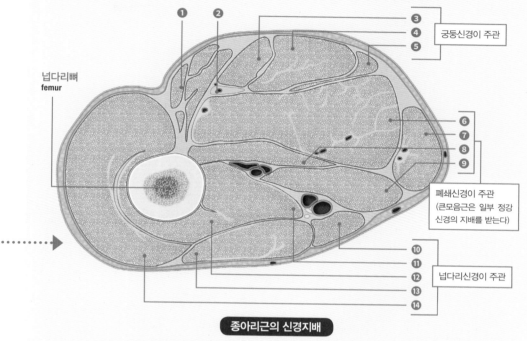

궁둥신경이 주관

넙다리뼈
femur

폐쇄신경이 주관
**(큰모음근은 일부 정강
신경의 지배를 받는다)**

넙다리신경이 주관

종아리근의 신경지배

종아리근은 세 근육으로 나눌 수 있다. 종아리 앞면은 깊은종아리신경이 관장하는 폄근, 가쪽면은 얕은종아리신경이 관장하는 폄근, 뒤면은 정강신경이 관장하는 굽힘근이다.

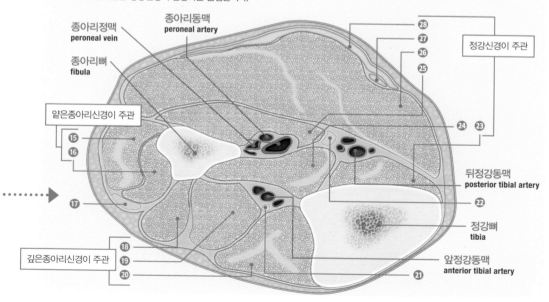

종아리정맥
peroneal vein

종아리동맥
peroneal artery

정강신경이 주관

종아리뼈
fibula

얕은종아리신경이 주관

뒤정강동맥
posterior tibial artery

정강뼈
tibia

깊은종아리신경이 주관

앞정강동맥
anterior tibial artery

음부신경 *pudendal nerve*

위치와 특징

음부신경은 속음부동맥과 함께 큰궁둥구멍을 나와 궁둥뼈가시 뒤쪽을 돌고, 음부신경관을 지나 샅으로 향한다. 아래곧창자신경, 샅신경, 음경등신경 또는 음핵등신경으로 갈라진다.

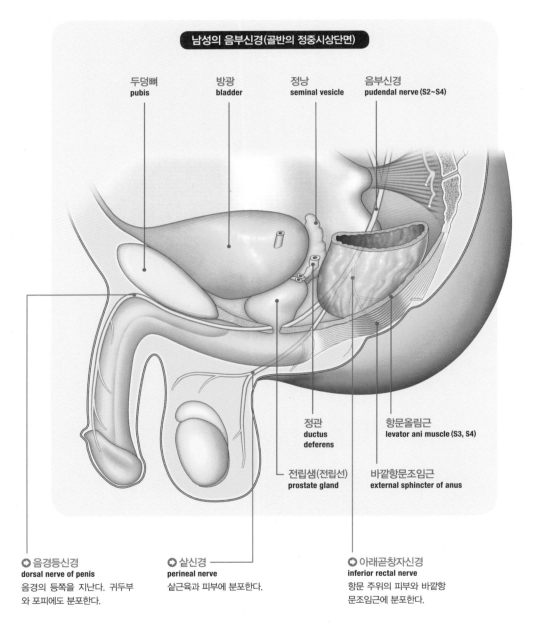

남성의 음부신경(골반의 정중시상단면)

두덩뼈
pubis

방광
bladder

정낭
seminal vesicle

음부신경
pudendal nerve (S2~S4)

정관
ductus deferens

항문올림근
levator ani muscle (S3, S4)

전립샘(전립선)
prostate gland

바깥항문조임근
external sphincter of anus

○ 음경등신경
dorsal nerve of penis
음경의 등쪽을 지난다. 귀두부
와 포피에도 분포한다.

○ 샅신경
perineal nerve
샅근육과 피부에 분포한다.

○ 아래곧창자신경
inferior rectal nerve
항문 주위의 피부와 바깥항
문조임근에 분포한다.

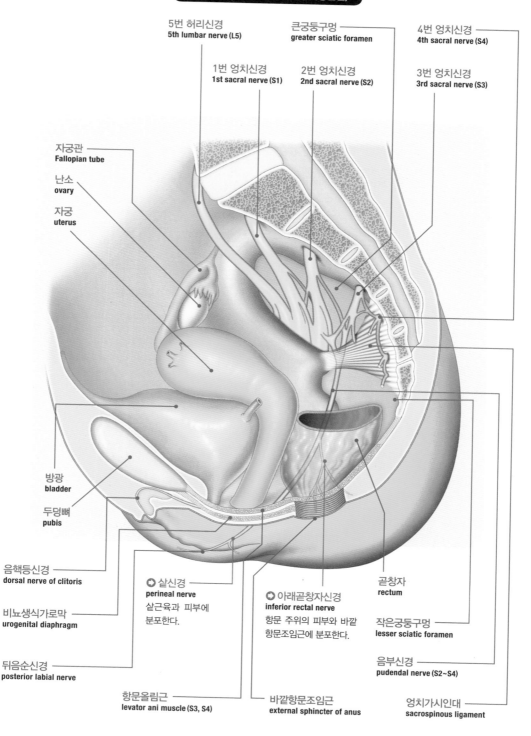

여성의 음부신경(골반의 정중시상단면)

5번 허리신경
5th lumbar nerve (L5)

큰궁둥구멍
greater sciatic foramen

4번 엉치신경
4th sacral nerve (S4)

1번 엉치신경
1st sacral nerve (S1)

2번 엉치신경
2nd sacral nerve (S2)

3번 엉치신경
3rd sacral nerve (S3)

자궁관
Fallopian tube

난소
ovary

자궁
uterus

방광
bladder

두덩뼈
pubis

음핵등신경
dorsal nerve of clitoris

비뇨생식가로막
urogenital diaphragm

뒤음순신경
posterior labial nerve

◐ 샅신경
perineal nerve
샅근육과 피부에
분포한다.

항문올림근
levator ani muscle (S3, S4)

◐ 아래곧창자신경
inferior rectal nerve
항문 주위의 피부와 바깥
항문조임근에 분포한다.

바깥항문조임근
external sphincter of anus

곧창자
rectum

작은궁둥구멍
lesser sciatic foramen

음부신경
pudendal nerve (S2~S4)

엉치가시인대
sacrospinous ligament

등의 피부신경

위치와 특징

등의 피부에는 목신경, 가슴신경, 허리신경, 엉치신경의 뒤가지가 분포한다. 이들 앞가지의 가쪽피부가지도 등의 가쪽 부위에 분포한다. 각 척수신경이 주관하는 피부영역은 아래 그림과 같이 분절 구조를 띠고 있어 피부분절(dermatome)이라고 한다.

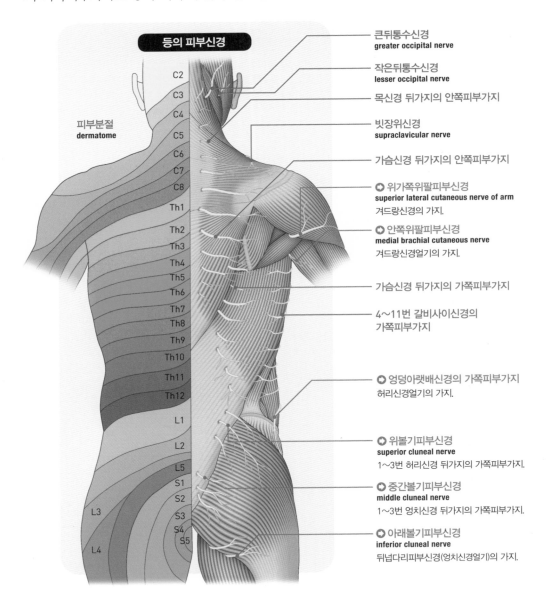

등의 피부신경

C2
C3
C4
C5
C6
C7
C8
Th1
Th2
Th3
Th4
Th5
Th6
Th7
Th8
Th9
Th10
Th11
Th12
L1
L2
L5
S1
S2
S3
S4
S5
L3
L4

피부분절
dermatome

큰뒤통수신경
greater occipital nerve

작은뒤통수신경
lesser occipital nerve

목신경 뒤가지의 안쪽피부가지

빗장위신경
supraclavicular nerve

가슴신경 뒤가지의 안쪽피부가지

위가쪽위팔피부신경
superior lateral cutaneous nerve of arm
겨드랑신경의 가지.

안쪽위팔피부신경
medial brachial cutaneous nerve
겨드랑신경얼기의 가지.

가슴신경 뒤가지의 가쪽피부가지

4~11번 갈비사이신경의
가쪽피부가지

엉덩아랫배신경의 가쪽피부가지
허리신경얼기의 가지.

위볼기피부신경
superior cluneal nerve
1~3번 허리신경 뒤가지의 가쪽피부가지.

중간볼기피부신경
middle cluneal nerve
1~3번 엉치신경 뒤가지의 가쪽피부가지.

아래볼기피부신경
inferior cluneal nerve
뒤넙다리피부신경(엉치신경얼기)의 가지.

가슴배의 피부신경

위치와 특징

앞 목부위는 목신경얼기의 피부가지가, 가슴 부위는 갈비사이신경의 가쪽과 앞피부가지가 관장한다. 갈비사이신경 하부는 앞 아래쪽을 지나며 배에 분포한다. 허리신경얼기의 가지인 엉덩아랫배신경과 엉덩샅굴신경은 갈비사이신경과 같은 앞 아래쪽에서 아랫배, 넙다리 안쪽, 음부에 분포한다.

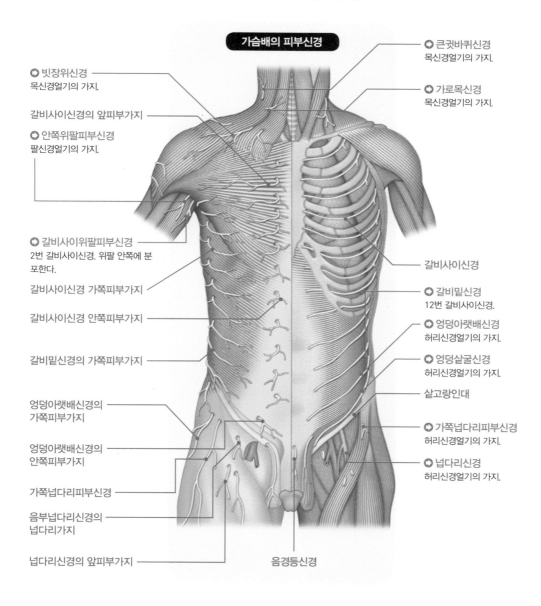

가슴배의 피부신경

- 빗장위신경
  목신경얼기의 가지.
- 갈비사이신경의 앞피부가지
- 안쪽위팔피부신경
  팔신경얼기의 가지.
- 갈비사이위팔피부신경
  2번 갈비사이신경. 위팔 안쪽에 분포한다.
- 갈비사이신경 가쪽피부가지
- 갈비사이신경 안쪽피부가지
- 갈비밑신경의 가쪽피부가지
- 엉덩아랫배신경의 가쪽피부가지
- 엉덩아랫배신경의 안쪽피부가지
- 가쪽넙다리피부신경
- 음부넙다리신경의 넙다리가지
- 넙다리신경의 앞피부가지
- 음경등신경

- 큰귓바퀴신경
  목신경얼기의 가지.
- 가로목신경
  목신경얼기의 가지.
- 갈비사이신경
- 갈비밑신경
  12번 갈비사이신경.
- 엉덩아랫배신경
  허리신경얼기의 가지.
- 엉덩샅굴신경
  허리신경얼기의 가지.
- 샅고랑인대
- 가쪽넙다리피부신경
  허리신경얼기의 가지.
- 넙다리신경
  허리신경얼기의 가지.

팔과 다리의 피부신경

위치와 특징

팔의 피부신경은 팔신경얼기와 일부 갈비사이신경 가지를 포함한다. 다리의 피부신경은 허리엉치신경얼기가 관장한다. 허리신경얼기의 섬유는 넙다리 앞 가쪽을 관장하며 나머지는 엉치신경얼기가 관장한다.

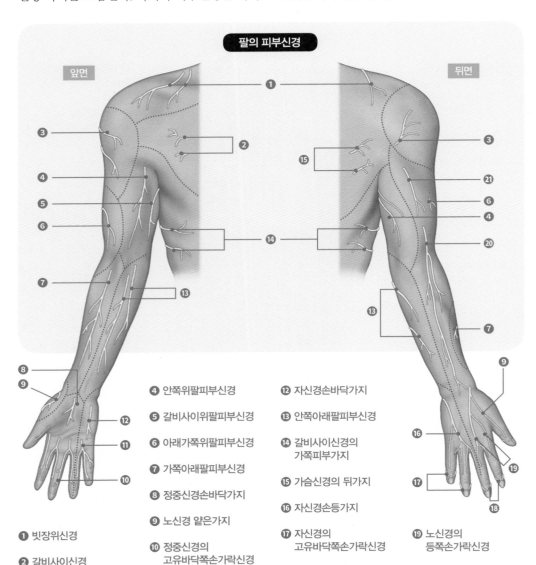

팔의 피부신경

앞면

뒤면

① 빗장위신경

② 갈비사이신경
앞피부가지

③ 위가쪽위팔피부신경

④ 안쪽위팔피부신경

⑤ 갈비사이위팔피부신경

⑥ 아래가쪽위팔피부신경

⑦ 가쪽아래팔피부신경

⑧ 정중신경손바닥가지

⑨ 노신경 얕은가지

⑩ 정중신경의
고유바닥쪽손가락신경

⑪ 자신경의
온바닥쪽손가락신경

⑫ 자신경손바닥가지

⑬ 안쪽아래팔피부신경

⑭ 갈비사이신경의
가쪽피부가지

⑮ 가슴신경의 뒤가지

⑯ 자신경손등가지

⑰ 자신경의
고유바닥쪽손가락신경

⑱ 정중신경의
고유바닥쪽손가락신경

⑲ 노신경의
등쪽손가락신경

⑳ 뒤아래팔피부신경

㉑ 뒤위팔피부신경

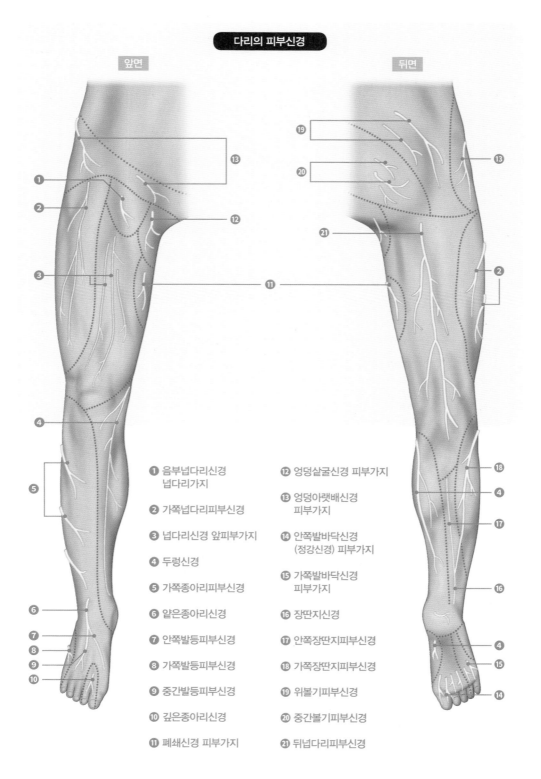

다리의 피부신경

앞면

뒤면

⑬

⑲

⑳

⑬

① 음부넙다리신경 넙다리가지

② 가쪽넙다리피부신경

③ 넙다리신경 앞피부가지

④ 두렁신경

⑤ 가쪽종아리피부신경

⑥ 얕은종아리신경

⑦ 안쪽발등피부신경

⑧ 가쪽발등피부신경

⑨ 중간발등피부신경

⑩ 깊은종아리신경

⑪ 폐쇄신경 피부가지

⑫ 엉덩살굴신경 피부가지

⑬ 엉덩아랫배신경 피부가지

⑭ 안쪽발바닥신경 (정강신경) 피부가지

⑮ 가쪽발바닥신경 피부가지

⑯ 장딴지신경

⑰ 안쪽장딴지피부신경

⑱ 가쪽장딴지피부신경

⑲ 위볼기피부신경

⑳ 중간볼기피부신경

㉑ 뒤넙다리피부신경

팔신경얼기가 손상되면

팔신경얼기는 팔의 모든 근육과 몸감각을 관장하고 있어 손상되면 팔의 운동과 감각이 마비된다. 팔신경얼기와 그 가지의 장애는 질병이나 사고, 총상, 또는 가슴우리의 수술, 겨드랑림프절의 정화 시에도 생길 수 있다. 가장 흔한 예는 오토바이 사고가 났을 때 날아간 운전수가 지면에 어깨부터 떨어지면서 팔신경얼기가 갈라지는 경우다.

이때 어깨가 먼저 땅에 닿아 움직임이 멈춰도, 머리목 부분은 잠시 동안 움직일 수 있어 어깨와 목 부위 사이가 심하게 늘어난다. 이때 팔신경얼기 위부분에 장애가 발생하기 쉬우며 특히 위신경줄기를 포함한 노신경과 근육피부신경의 지배 영역에 마비가 일어난다. 구체적으로는 위팔 가쪽과 뒤쪽의 감각이 없어지거나, 어깨를 움직이지 못하거나, 팔꿈치가 굽혀지지 않는 증상이 있다. 이와 같은 장애는 머리가 세게 잡아당겨졌을 때나 분만되는 태아의 머리를 잡고 강하게 끌어내려 할 때도 생긴다.

팔신경얼기 하부의 섬유다발에도 장애가 발생할 수 있다. 이것은 갑자기 한쪽 손으로 어딘가에 매달렸을 때처럼 팔이 갑자기 당겨졌을 때 발생한다. 분만할 때 태아를 꺼내려고 태아의 팔을 강하게 잡아당길 때도 이와 같은 장애가 생긴다. 이때는 아래신경줄기가 손상되어 자신경과 정중신경의 지배 영역에 마비가 일어나 손목을 굽히지 못하거나 손가락을 움직이지 못한다. 안쪽신경다발에서 갈라져 나온 안쪽위팔·아래팔피부신경이 손상되기 때문에 위팔과 아래팔 안쪽 부분의 피부감각을 잃기도 한다.

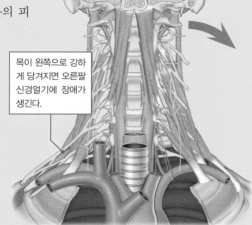

목이 왼쪽으로 강하게 당겨지면 오른팔 신경얼기에 장애가 생긴다.

제8장

말초신경계통 – 자율신경

Autonomic nervous system

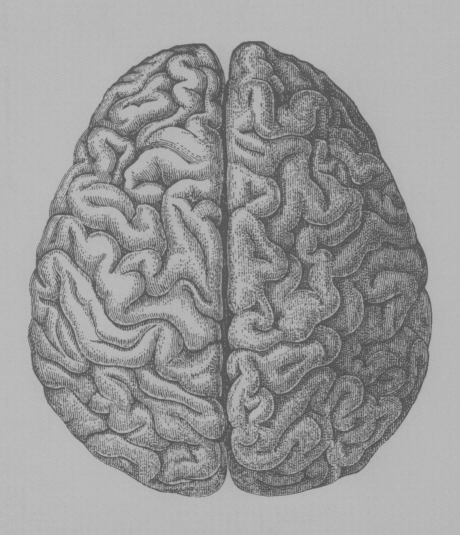

자율신경계통의 구성

자율신경계통은 민무늬근육과 샘분비를 주관하는 신경계통으로 내장 기능을 조절한다. 대뇌겉질에 중추가 있는 몸신경계통과는 달리 자율신경계통은 시상하부(64쪽)에 중추가 있어 불수의적으로 기능한다. 자율신경계통은 교감신경계통과 부교감신경계통으로 이루어져 있으며 기본적으로 하나의 장기는 한쪽이 촉진적, 다른 쪽은 억제적인 대항 지배를 받는다.

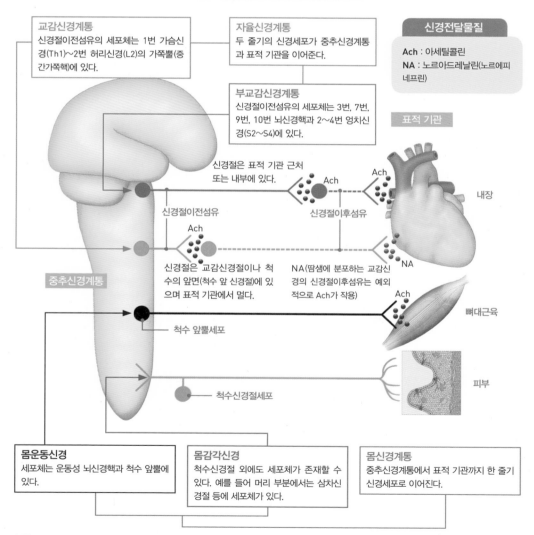

자율신경계통의 구성(몸신경계통과의 비교)

교감신경계통
신경절이전섬유의 세포체는 1번 가슴신경(Th1)~2번 허리신경(L2)의 가쪽뿔(중간가쪽핵)에 있다.

자율신경계통
두 줄기의 신경세포가 중추신경계통과 표적 기관을 이어준다.

부교감신경계통
신경절이전섬유의 세포체는 3번, 7번, 9번, 10번 뇌신경핵과 2~4번 엉치신경(S2~S4)에 있다.

신경전달물질

Ach : 아세틸콜린
NA : 노르아드레날린(노르에피네프린)

표적 기관

신경절은 표적 기관 근처 또는 내부에 있다.

Ach

Ach

내장

신경절이전섬유

신경절이후섬유

NA

Ach

신경절은 교감신경절이나 척수의 앞면(척수 앞 신경절)에 있으며 표적 기관에서 멀다.

NA(땀샘에 분포하는 교감신경의 신경절이후섬유는 예외적으로 Ach가 작용)

Ach

뼈대근육

중추신경계통

척수 앞뿔세포

피부

척수신경절세포

몸운동신경
세포체는 운동성 뇌신경핵과 척수 앞뿔에 있다.

몸감각신경
척수신경절 외에도 세포체가 존재할 수 있다. 예를 들어 머리 부분에서는 삼차신경절 등에 세포체가 있다.

몸신경계통
중추신경계통에서 표적 기관까지 한 줄기 신경세포로 이어진다.

교감신경섬유의 주행

위치와 특징

교감신경의 신경절이전섬유는 1번 가슴분절~2번 허리분절의 가쪽뿔에서 나온다. 신경절이전섬유가 앞뿌리, 척수신경, 백색교통가지를 경유해 교감신경줄기로 들어오면 그 신경절에서 신경절이후섬유에 접속한다. 이 경로 외에도 교감신경관 속을 내려가거나 올라가서 신경절이후섬유에 접속하기도 하며, 교감신경줄기에서 신경세포를 교체하지 않고 척주 앞면에 있는 척추앞신경절로 향하기도 한다.

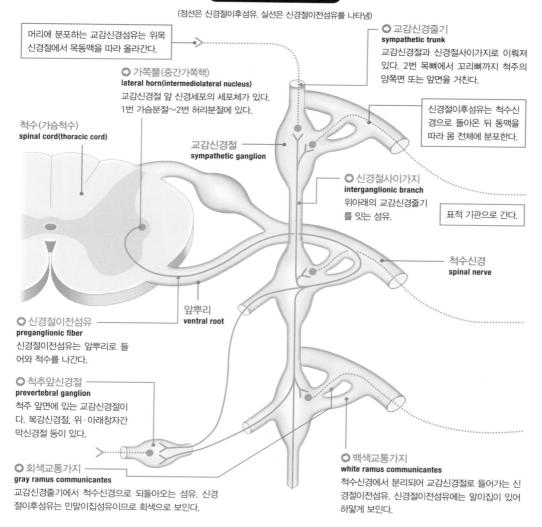

교감신경섬유의 주행

(점선은 신경절이후섬유. 실선은 신경절이전섬유를 나타냄)

머리에 분포하는 교감신경섬유는 위목신경절에서 목동맥을 따라 올라간다.

교감신경줄기
sympathetic trunk
교감신경절과 신경절사이가지로 이뤄져 있다. 2번 목뼈에서 꼬리뼈까지 척주의 양쪽면 또는 앞면을 거친다.

가쪽뿔(중간가쪽핵)
lateral horn(intermediolateral nucleus)
교감신경절 앞 신경세포의 세포체가 있다.
1번 가슴분절~2번 허리분절에 있다.

신경절이후섬유는 척수신경으로 돌아온 뒤 동맥을 따라 몸 전체에 분포한다.

척수(가슴척수)
spinal cord(thoracic cord)

교감신경절
sympathetic ganglion

신경절사이가지
interganglionic branch
위아래의 교감신경줄기를 잇는 섬유.

표적 기관으로 간다.

척수신경
spinal nerve

앞뿌리
ventral root

신경절이전섬유
preganglionic fiber
신경절이전섬유는 앞뿌리로 들어와 척수를 나간다.

척추앞신경절
prevertebral ganglion
척주 앞면에 있는 교감신경절이다. 복강신경절, 위·아래창자간막신경절 등이 있다.

회색교통가지
gray ramus communicantes
교감신경줄기에서 척수신경으로 되돌아오는 섬유. 신경절이후섬유는 민말이집섬유이므로 회색으로 보인다.

백색교통가지
white ramus communicantes
척수신경에서 분리되어 교감신경절로 들어가는 신경절이전섬유. 신경절이전섬유에는 말이집이 있어 하얗게 보인다.

교감신경줄기 *sympathetic trunk*

위치와 특징

교감신경줄기는 척주 양쪽에 줄지어 있는 교감신경절과 이것을 위아래로 연결하는 신경절사이가지로 구성된다. 최상부는 2번 목뼈 높이에 있으며 하단은 꼬리뼈 높이에서 좌우가 유합된다. 등뼈 이하부터는 대략 하나의 척추에 하나의 신경절이 있는데, 목 부위에는 위·중간·아래목신경절의 세 개뿐이다. 가슴 부위의 신경절에서는 큰·작은내장신경이 나와 복강신경얼기에 접속한다.

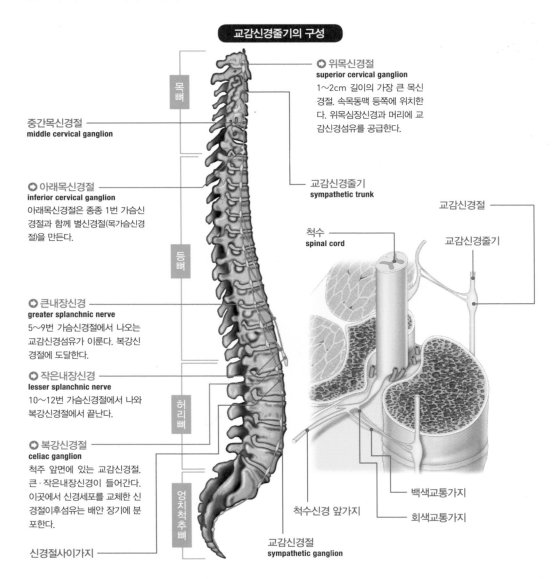

교감신경줄기의 구성

목뼈

위목신경절
superior cervical ganglion
1~2cm 길이의 가장 큰 목신경절. 속목동맥 등쪽에 위치한다. 위목심장신경과 머리에 교감신경섬유를 공급한다.

중간목신경절
middle cervical ganglion

교감신경줄기
sympathetic trunk

아래목신경절
inferior cervical ganglion
아래목신경절은 종종 1번 가슴신경절과 함께 별신경절(목가슴신경절)을 만든다.

등뼈

척수
spinal cord

교감신경절

교감신경줄기

큰내장신경
greater splanchnic nerve
5~9번 가슴신경절에서 나오는 교감신경섬유가 이룬다. 복강신경절에 도달한다.

작은내장신경
lesser splanchnic nerve
10~12번 가슴신경절에서 나와 복강신경절에서 끝난다.

허리뼈

복강신경절
celiac ganglion
척주 앞면에 있는 교감신경절. 큰·작은내장신경이 들어간다. 이곳에서 신경세포를 교체한 신경절이후섬유는 배안 장기에 분포한다.

엉치척추뼈

백색교통가지

척수신경 앞가지

회색교통가지

신경절사이가지

교감신경절
sympathetic ganglion

가슴 부분의 자율신경

위치와 특징

교감신경의 가슴신경절에서 나온 섬유가 가슴 부분 내장에 분포한다. 심장에는 위·중간·아래 목신경절에서 나온 섬유가 각각 위·중간·아래 목심장신경으로 분포하며 심장신경얼기를 만든다. 가슴 부위의 내장에 분포하는 부교감신경섬유는 미주신경에 포함된다.

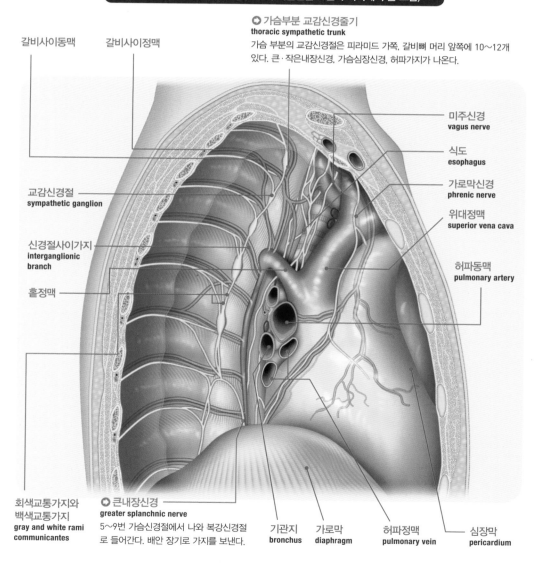

가슴 부위 자율신경의 구성(오른쪽 가슴안을 오른쪽 가쪽에서 본 그림)

○ **가슴부분 교감신경줄기**
thoracic sympathetic trunk
가슴 부분의 교감신경절은 피라미드 가쪽, 갈비뼈 머리 앞쪽에 10~12개 있다. 큰·작은내장신경, 가슴심장신경, 허파가지가 나온다.

갈비사이동맥

갈비사이정맥

미주신경
vagus nerve

식도
esophagus

가로막신경
phrenic nerve

교감신경절
sympathetic ganglion

위대정맥
superior vena cava

신경절사이가지
interganglionic branch

허파동맥
pulmonary artery

홀정맥

회색교통가지와 백색교통가지
gray and white rami communicantes

○ **큰내장신경**
greater splanchnic nerve
5~9번 가슴신경절에서 나와 복강신경절로 들어간다. 배안 장기로 가지를 보낸다.

기관지
bronchus

가로막
diaphragm

허파정맥
pulmonary vein

심장막
pericardium

심장신경얼기 *cardiac plexus*

위치와 특징

심장은 자극전도계통을 지니고 있어 자체적으로 박동 리듬을 만들어낸다. 교감신경계통은 그 기능을 촉진하고 부교감신경계통은 억제한다. 심장에 도달하는 교감신경은 교감신경줄기에서 갈라지는 위·중간·아래심장신경 및 가슴심장신경이며, 부교감신경은 미주신경에서 갈라지는 위·아래목심장가지와 가슴심장가지다. 이들 신경은 대동맥활 주위에서 신경얼기를 만들어 굴심방결절과 심장근육, 심장혈관으로 가지를 보낸다.

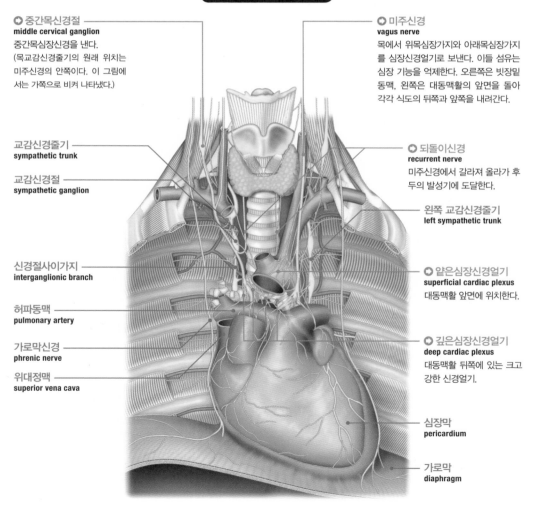

심장신경얼기의 구성

○ **중간목신경절**
middle cervical ganglion
중간목심장신경을 낸다.
(목교감신경줄기의 원래 위치는
미주신경의 안쪽이다. 이 그림에
서는 가쪽으로 비켜 나타냈다.)

교감신경줄기
sympathetic trunk

교감신경절
sympathetic ganglion

신경절사이가지
interganglionic branch

허파동맥
pulmonary artery

가로막신경
phrenic nerve

위대정맥
superior vena cava

○ **미주신경**
vagus nerve
목에서 위목심장가지와 아래목심장가지
를 심장신경얼기로 보낸다. 이들 섬유는
심장 기능을 억제한다. 오른쪽은 빗장밑
동맥, 왼쪽은 대동맥활의 앞면을 돌아
각각 식도의 뒤쪽과 앞쪽을 내려간다.

○ **되돌이신경**
recurrent nerve
미주신경에서 갈라져 올라가 후
두의 발성기에 도달한다.

왼쪽 교감신경줄기
left sympathetic trunk

○ **얕은심장신경얼기**
superficial cardiac plexus
대동맥활 앞면에 위치한다.

○ **깊은심장신경얼기**
deep cardiac plexus
대동맥활 뒤쪽에 있는 크고
강한 신경얼기.

심장막
pericardium

가로막
diaphragm

배와 골반 부분의 자율신경

위치와 특징

배 부위의 내장으로 가는 교감신경섬유는 복강신경얼기와 배의 교감신경절에서 공급된다. 미주신경에 포함되는 부교감신경도 분포한다. 골반 부분에는 배와 엉치뼈의 교감신경줄기에서 나온 섬유와 골반내장신경에 포함되는 부교감신경이 분포한다.

배와 골반의 자율신경 구성

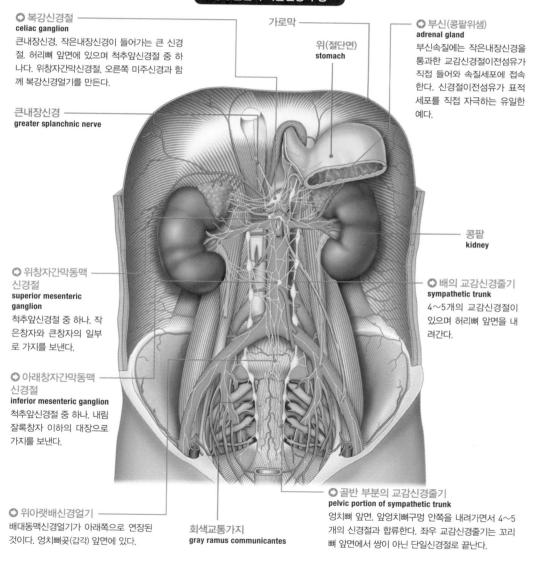

복강신경절
celiac ganglion
큰내장신경, 작은내장신경이 들어가는 큰 신경절. 허리뼈 앞면에 있으며 척추앞신경절 중 하나다. 위창자간막신경절, 오른쪽 미주신경과 함께 복강신경얼기를 만든다.

큰내장신경
greater splanchnic nerve

위창자간막동맥신경절
superior mesenteric ganglion
척추앞신경절 중 하나. 작은창자와 큰창자의 일부로 가지를 보낸다.

아래창자간막동맥신경절
inferior mesenteric ganglion
척추앞신경절 중 하나. 내림잘록창자 이하의 대장으로 가지를 보낸다.

위아랫배신경얼기
배대동맥신경얼기가 아래쪽으로 연장된 것이다. 엉치뼈곶(갑각) 앞면에 있다.

가로막

위(절단면)
stomach

부신(콩팥위샘)
adrenal gland
부신속질에는 작은내장신경을 통과한 교감신경절이전섬유가 직접 들어와 속질세포에 접속한다. 신경절이전섬유가 표적세포를 직접 자극하는 유일한 예다.

콩팥
kidney

배의 교감신경줄기
sympathetic trunk
4~5개의 교감신경절이 있으며 허리뼈 앞면을 내려간다.

골반 부분의 교감신경줄기
pelvic portion of sympathetic trunk
엉치뼈 앞면, 앞엉치뼈구멍 안쪽을 내려가면서 4~5개의 신경절과 합류한다. 좌우 교감신경줄기는 꼬리뼈 앞면에서 쌍이 아닌 단일신경절로 끝난다.

회색교통가지
gray ramus communicantes

골반 부분의 자율신경계통

위치와 특징

골반 부분에는 대동맥을 따라 내려오거나 배·골반 부분 교감신경줄기에서 나오는 교감신경 섬유, 2~4번 엉치신경에 포함되는 부교감섬유(골반내장섬유)가 분포한다. 배뇨, 배변, 발기, 사정 등을 조절한다.

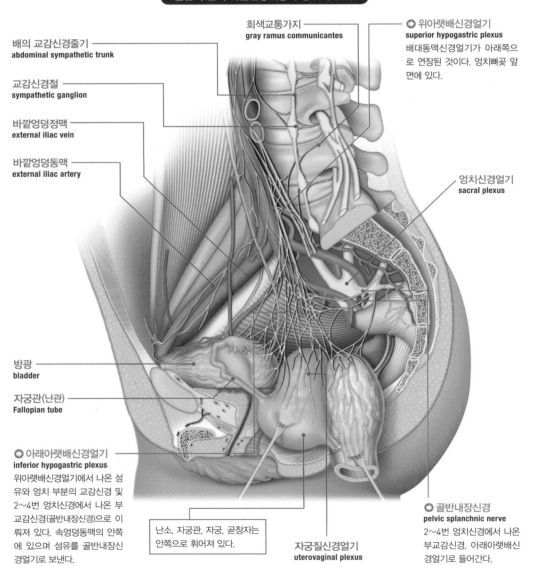

골반 부분의 자율신경계통 구성(시상단면)

회색교통가지
gray ramus communicantes

○ 위아랫배신경얼기
superior hypogastric plexus
배대동맥신경얼기가 아래쪽으로 연장된 것이다. 엉치뼈곶 앞면에 있다.

배의 교감신경줄기
abdominal sympathetic trunk

교감신경절
sympathetic ganglion

바깥엉덩정맥
external iliac vein

바깥엉덩동맥
external iliac artery

엉치신경얼기
sacral plexus

방광
bladder

자궁관(난관)
Fallopian tube

○ 아래아랫배신경얼기
inferior hypogastric plexus
위아랫배신경얼기에서 나온 섬유와 엉치 부분의 교감신경 및 2~4번 엉치신경에서 나온 부교감신경(골반내장신경)으로 이뤄져 있다. 속엉덩동맥의 안쪽에 있으며 섬유를 골반내장신경얼기로 보낸다.

난소, 자궁관, 자궁, 곧창자는 안쪽으로 휘어져 있다.

자궁질신경얼기
uterovaginal plexus

○ 골반내장신경
pelvic splanchnic nerve
2~4번 엉치신경에서 나온 부교감신경. 아래아랫배신경얼기로 들어간다.

자율신경계통의 기능

내장은 일부를 제외하고 교감신경과 부교감신경의 이중 지배를 받는다. 한쪽은 촉진, 다른 쪽은 억제 작용을 하는 대항 지배를 기본으로 한다.

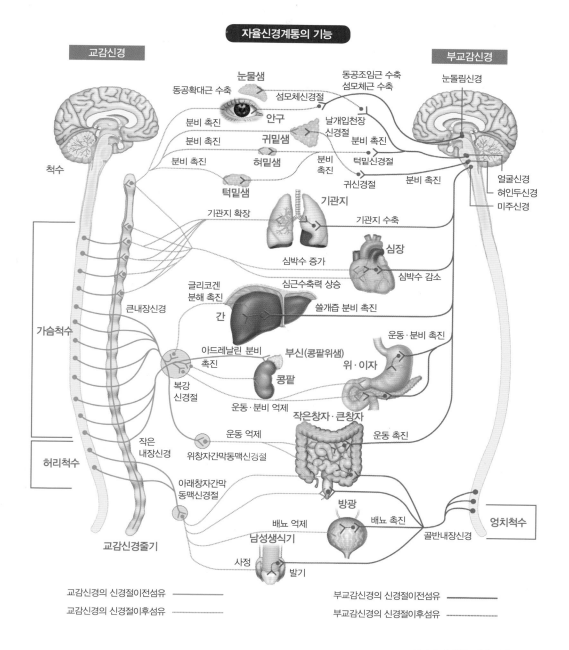

자율신경계통의 기능

교감신경

눈물샘
동공확대근 수축
섬모체신경절
분비 촉진
안구
분비 촉진
귀밑샘
분비 촉진
혀밑샘
턱밑샘
척수
기관지 확장
큰내장신경
가슴척수
글리코겐 분해 촉진
간
아드레날린 분비 촉진
복강 신경절
작은 내장신경
허리척수
아래창자간막 동맥신경절
교감신경줄기

부교감신경
동공조임근 수축
섬모체근 수축
눈돌림신경
날개입천장 신경절
분비 촉진
턱밑신경절
분비 촉진
귀신경절
얼굴신경
혀인두신경
미주신경
기관지
기관지 수축
심장
심박수 증가
심근수축력 상승
심박수 감소
쓸개즙 분비 촉진
운동·분비 촉진
부신(콩팥위샘)
콩팥
위·이자
운동·분비 억제
작은창자·큰창자
운동 억제
위창자간막동맥신경절
운동 촉진
방광
배뇨 억제
배뇨 촉진
남성생식기
사정
발기
골반내장신경
엉치척수

교감신경의 신경절이전섬유 ——————
교감신경의 신경절이후섬유 ··············

부교감신경의 신경절이전섬유 ——————
부교감신경의 신경절이후섬유 ··············

연관통증을 전달하는 신경

통증을 느끼는 것은 불쾌한 일이지만 몸이 위험하다는 것을 알려주는 중요한 신호이기도 하다. 피부감각으로 느끼는 통증은 아픈 부위가 명확한 것에 비해 내장통은 그 부위가 어디인지 정확히 알 수 없다. 이런 통증은 보통 위나 쓸개처럼 속이 비어 있는 기관이 심하게 늘어났을 때나 허혈 등에 동반해 일어난다고 알려져 있다. 내장통의 특징은 종종 통증을 실제로 일으키는 기관과 전혀 다른 부위의 피부영역에서 나타난다는 것인데, 이를 '연관통증'이라고 한다.

예컨대 막창자꼬리염(맹장염)은 윗배(명치)에, 위에 이상이 있을 때는 윗배나 등쪽에, 심장에 이상이 있을 때는 왼쪽 어깨나 팔에 연관통증이 나타난다. 왜 이런 일이 생기는 것일까?

그 이유를 설명하기 위해서는 내장통을 운반하는 신경섬유의 경로를 이해해야 한다. 내장통과 피부 통증 모두 척수신경절세포의 돌기가 운반한다. 그런데 여기부터가 복잡하다. 내장통을 운반하는 말초돌기는 피부감각을 운반하는 몸신경에 섞여 들어가지 않고 교감신경을 따라 목표한 내장에 도달한다. 이 교감신경은 척수를 나와 교감신경줄기로 들어가고, 다시 그 속을 따라 목표한 내장을 향한다. 이렇게 피부감각과 내장감각의 운반 경로가 달라지면서 한 척수신경이 분포하는 피부영역과 그 척수신경에 포함된 교감신경 섬유가 주관하는 내장의 위치가 달라지게 된다.

내장 통증을 운반하는 섬유는 피부감각을 운반하는 섬유와 같은 척수분절에 있는 뒤뿔 세포에 자극을 전달하므로, 내장 통각이 다른 높이에 있는 피부 통증으로 수용되는 것이다. 이것이 통증의 원인이 되는 내장과 연관통증이 나타나는 위치가 다른 이유다. 이상이 있는 장기와 그 연관통증이 나타나는 영역은 대체로 정해져 있다. 따라서 어느 부위가 아픈지 정확히 확인하는 것은 임상적으로 중요하다.

주요 연관통증이 일어나는 부위

위의 이상	윗배의 통증
심장의 이상	위가슴 부위, 위팔·아래팔 안쪽 부위의 통증
간이나 쓸개의 이상	오른쪽 어깨뼈의 통증
막창자꼬리염(맹장염)	윗배의 통증
허파나 가로막의 이상	목 부위의 통증
콩팥이나 요관의 이상	아랫배, 샅 부위의 통증

부록
Appendix

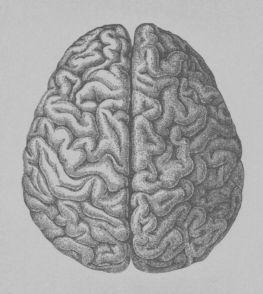

표로 보는 신경지배영역

목신경 cervical nerves

신경 이름		지배영역
뒤가지 dorsal rami	뒤통수밑신경 suboccipital nerve (C1)	큰뒤통수곧은근, 작은뒤통수곧은근, 위머리빗근, 아래머리빗근
	큰뒤통수신경 greater occipital nerve (C2)	뒤통수의 피부
	3번 뒤통수신경 the third occipital nerve (C4)	정중선에 가까운 목덜미 부분의 피부
앞가지(목신경얼기와 팔신경얼기)	**목신경얼기** cervical plexus (C1-C4) — 목신경고리 ansa cervicalis(C1~C3)	목뿔아래근육(복장목뿔근, 복장방패근, 방패목뿔근, 어깨목뿔근)
	작은뒤통수신경 lesser occipital nerve (C2~C3)	귓바퀴와 뒤통수 부분의 피부
	큰귓바퀴신경 greater auricular nerve (C3~C4)	귓바퀴 앞면과 뒤면의 피부
	가로목신경 transverse cervical nerve (C3)	앞목 부분의 피부
	빗장위신경 supraclavicular nerve (C3~C4)	위가슴과 어깨 부분의 피부
	가로막신경 phrenic nerve (C3~C5, 주로 C4)	심장막과 가로막
	팔신경얼기 brachial plexus (C5-Th1) — 등쪽어깨신경 dorsal scapular nerve (C5)	어깨올림근과 큰·작은마름근
	긴가슴신경 long thoracic nerve (C5~C7)	앞톱니근
	빗장밑근신경 subclavian nerve (C5)	빗장밑근
	어깨위신경 suprascapular nerve (C5~C6)	가시위근과 가시아래근
	안쪽가슴근신경 medial pectoral nerve (C5~C8)	큰·작은가슴근
	가쪽가슴근신경 lateral pectoral nerve (C5~C8)	큰·작은가슴근
	근육피부신경 musculocutaneous nerve (C5~C7)	부리위팔근, 위팔두갈래근, 위팔근, 아래팔 가쪽피부

신경 이름			지배영역
앞가지(목신경얼기와 팔신경얼기)	팔신경얼기 brachial plexus (C5-Th1)	안쪽위팔피부신경 medial cutaneous nerve of the arm (C8~Th1)	겨드랑오목과 위팔 안쪽의 피부
		안쪽아래팔피부신경 medial cutaneous nerve of the forearm (C8~Th1)	아래팔 안쪽의 피부
		정중신경 median nerve	깊은굽힘근 노쪽 부분, 긴엄지굽힘근, 네모엎침근, 원엎침근, 얕은손가락굽힘근, 긴손바닥근, 노쪽손목굽힘근, 짧은엄지벌림근, 짧은엄지굽힘근의 얕은 곳, 엄지맞섬근, 손바닥 가쪽 피부
		온바닥쪽손가락신경 common palmar digital nerves	반지손가락을 경계로 노쪽의 손바닥 손가락 모서리의 피부, 노쪽 벌레근(1~3)
		자신경 ulnar nerve	자쪽손목굽힘근, 깊은손가락굽힘근의 자쪽 부분, 아래팔 하부, 손바닥 피부, 새끼손가락의 자쪽피부, 새끼두덩근, 벌레근(3,4), 뼈사이근, 엄지모음근, 짧은엄지굽힘근의 깊은 곳, 새끼손가락의 자쪽 피부
		노신경 radial nerve	위팔 폄근쪽, 위팔 가쪽 등쪽, 아래팔 뒤쪽의 피부, 위팔세갈래근, 팔꿈치근
		깊은가지 deep branch	뒤침근과 아래팔의 모든 폄근, 긴엄지벌림근
		얕은가지 superficial branch	엄지의 노뼈쪽 피부
		어깨밑신경 subscapular nerves (C5~C7)	어깨밑근과 큰원근
		가슴등신경 thoracodorsal nerve (C6,C8)	넓은등근
		겨드랑신경 axillary nerve (C5,C6)	어깨세모근, 작은원근, 위팔 가쪽과 뒤쪽에서 대략 어깨세모근 위에 있는 바깥가지

가슴신경 thoracic nerves

신경 이름			지배영역
뒤가지 dorsal rami		가쪽피부가지 lateral cutaneous branch	등 가쪽의 피부
		안쪽피부가지 medial cutaneous branch	등 안쪽의 피부
앞가지(갈비사이신경) 	갈비사이신경 intercostal nerves	가쪽피부가지 lateral cutaneous branch	가슴배 가쪽의 피부
		갈비사이위팔신경 intercostobrachial nerves (Th2~Th3)	위팔 안쪽의 피부
		앞피부가지 anterior cutaneous branch	가슴배 안쪽의 피부

허리신경 lumbar nerves

신경 이름			지배영역
뒤가지 dorsal rami		가쪽가지 lateral branch	볼기 부분의 피부(위볼기피부신경)
		안쪽가지 medial branch	등 안쪽의 피부
앞가지(허리신경얼기) 	허리신경얼기 lumbar plexus (Th12~L4)	엉덩아랫배신경 iliohypogastric nerve (L1)	배바깥빗근, 배가로근, 배속빗근, 볼기 부분, 아랫배 앞부분의 피부
		엉덩샅신경 ilioinguinal nerve (L1)	배속빗근, 배가로근, 음낭 또는 음순
		음부넙다리신경 genitofemoral nerve (L1,L2)	넙다리 앞면 맨 위쪽의 피부, 고환올림근, 음낭(또는 음순), 넙다리 안쪽 위 피부
		가쪽넙다리피부신경 lateral cutaneous nerve of the thigh (L2,L3)	넙다리 가쪽의 피부
		폐쇄신경 obturator nerve (L2~L4)	긴·짧은모음근, 두덩근, 두덩정강근, 큰모음근, 넙다리 안쪽의 피부
		넙다리신경 femoral nerve (L1~L4)	넙다리네갈래근, 넙다리빗근, 두덩근, 넙다리 앞쪽의 피부
		두렁신경 saphenous nerve (L3,L4)	무릎 아래, 종아리 안쪽, 발 안쪽의 가장자리 피부

엉치신경 sacral nerves

신경 이름				지배영역
뒤가지 dorsal rami	중간볼기피부신경 middle cluneal nerves (S1~S3)			볼기 중간 부분의 피부
앞가지 (엉치신경얼기)	엉치신경얼기 sacral plexus (L4~S3)	위볼기신경 superior gluteal nerve (L4~S1)		중간볼기근, 작은볼기근, 넙다리근막긴장근
		아래볼기신경 inferior gluteal nerve (L5~S2)		중간볼기근, 작은볼기근, 넙다리근막긴장근
		뒤넙다리피부신경 posterior femoral cutaneous nerve (S1~S3)		넙다리근의 아래모서리에서 넙다리 뒤쪽의 오금 오목에 이르는 겉피부, 볼기 부분의 겉피부
		궁둥신경 sciatic nerve (L4~S3)		
		온종아리신경 common peroneal nerve (L4~S3)		넙다리두갈래근 짧은갈래
			가쪽장딴지피부신경 lateral sural cutaneous nerve	종아리 가쪽면의 피부
			얕은종아리신경 superficial peroneal nerve	긴·짧은종아리근, 발등의 피부
			깊은종아리신경 deep peroneal nerve	앞정강근, 짧은엄지폄근, 긴·짧은발가락폄근
		정강신경 tibial nerve (L4~S3)		넙다리두갈래근 긴갈래, 반힘줄근, 반막근, 장딴지근, 가자미근, 오금근, 장딴지빗근
			안쪽장딴지피부신경 medial sural cutaneous nerve	종아리 안쪽의 피부
			넙다리뼈사이신경 interosseous nerve of the leg	뒤정강근, 긴발가락굽힘근, 긴엄지굽힘근
			안쪽발바닥신경 medial plantar nerve	엄지벌림근, 짧은엄지굽힘근 안쪽갈래, 안쪽 2개의 벌레근, 짧은발가락굽힘근, 발 안쪽모서리의 피부, 첫째~셋째발가락 양쪽 및 넷째발가락 안쪽
			가쪽발바닥신경 lateral plantar nerve	넷째발가락 가쪽과 새끼발가락 양쪽, 엄지모음근, 짧은새끼굽힘근, 새끼맞섬근, 뼈사이근, 가쪽 2개의 벌레근
		음부신경 pudendal nerve (S2~S4)		
			아래곧창자신경 inferior rectal nerves	항문 주위의 겉피부, 바깥항문조임근
			샅신경 perineal nerves	샅근육, 음낭 또는 음순의 뒤부분
			음경등신경 dorsal nerve of the penis	음경 또는 음핵의 등쪽, 귀두, 음경꺼풀
			꼬리신경 coccygeal nerve	꼬리뼈 주변의 근육과 피부

신·구용어 대조표

신용어 표기는 대한의사협회 의학용어집 5.1판을 기준으로, KMLE 의학검색엔진(www.kmle.co.kr)을 함께 참고했다.
※책에서 주로 사용한 용어는 굵은 글씨로 표기했다.

신용어	구용어
가로막	횡격막
가슴신경	흉신경
가시돌기	극돌기
가운데귀공간	중이강
가지돌기	수상돌기
가쪽무릎체	외측슬상체
가쪽섬유단	측삭
갈비사이신경	늑간신경
갓돌림신경	외전신경
거미막	지주막
거짓홑극신경세포	가성단극신경세포
거친 촉압각	조대 촉압각
거친면세포질내세망	**조면소포체**
겉질	피질
겨드랑동맥	액와동맥
고리뼈	환추
고실끈신경	고삭신경
관자아래우묵	측두하와
관자엽	측두엽
광대신경	관골신경
굽힘근	굴근
궁둥신경	좌골신경
귀밑샘	이하선
귓바퀴관자신경	이개측두신경
깨물근	교근
나비굴	접형동
날개입천장오목	익구개와

날신경	원심신경
널판다발	박속
넙다리신경	대퇴신경
네둔덕체	사구체(四丘體)
뇌들보	뇌량
뇌줄기	뇌간
눈돌림신경	동안신경
눈물샘	누선
눈알	안구
눈확, 눈구멍	안와
다리뇌	교뇌
달팽이관	와우관
대뇌다리	대뇌각
대항작용	맞버팀작용, 길항작용
더부신경	부신경
덧쐐기핵	부설상핵
도르래신경	활차신경
돌림근육	윤주근
두극신경세포	양극신경세포
두덩뼈	치골
두렁신경	복재신경
뒤뇌	후뇌
뒤뿌리	후근
뒤섬유기둥, 뒤섬유단	후삭
뒤통수엽	후두엽
들신경	구심신경
등세모근	승모근
마루엽	두정엽
마름뇌	능뇌, 능형뇌
마름오목	능형와
말이집	수초, 미엘린초
말총	마미

맘대로운동	수의운동
망치뼈	추골
모루뼈	침골
목빗근	흉쇄유돌근
목신경	경신경
몸감각	체성감각
무축삭세포	아마크린 세포
뭇극신경세포	**다극신경세포**
바깥귀길	외이도
바깥눈근육	외안근
방패목뿔근	갑상설골근
백색질맞교차	백교련
벌레목젖	충부수
별아교세포	성상교세포
복장목뿔근	흉설골근
복장뼈	흉골
볼근	협근
볼기신경	둔신경
부리위팔근	오훼완근
붓목뿔근	경돌설골근
붓꼭지구멍	경유돌공
빗장위오목	쇄골상와
뻗침수용기	신장수용기
뼈대근육	골격근
사이뇌	간뇌
사이신경세포	개재뉴런, 간신경세포
샅굴	서혜
섬모체	모양체
섬세한 촉압각	식별성 촉압각
성곽유두	유곽유두
세로근육	종주근
소뇌벌레	소뇌충부

속귀길	내이도
속섬유막	내포
속질	수질
솔방울샘	송과체
수막	뇌척수막
숨뇌	연수
시냅스	연접
신경섬유마디	랑비에 결절, 신경섬유절
신경세포, 뉴런	신경원
신경아교세포	신경교세포
신경얼기	신경총
신경절아교세포	**위성세포**
신경절이전섬유	절전섬유
신경절이후섬유	절후섬유
쐐기다발	설상속
아래곧창자신경	하직장신경
안뜰기관	전정기관
안뜰눈반사	전정안구반사
앞뇌	전뇌
앞섬유단	전삭
얼굴신경	안면신경
엉치가시인대	천극인대, 천골가시인대
엉치뼈곶	갑각, 천골곶
엉치신경	천골신경
온종아리신경	총비골신경
원엎침근	원형회내근, 원회내근
위둔덕	상구
위빗근	상사근
위팔두갈래근	상완이두근
이마굴	전두동
이마엽	전두엽
이틀신경	치조신경

입천장샘	구개선
자궁관	난관
장딴지신경	비복신경
전립샘	전립선
정강신경	경골신경
조임근	괄약근
종아리뼈머리	비골두
중간뇌	중뇌
중간뇌핵	중뇌로핵
중간목갈비근	중사각근
중쇠뼈	축추
척추사이구멍	추간공
코사이막, 코중격	비중격
코안	비강
콩팥위샘	**부신**
큰구멍	대후두공, 대공
큰바위신경	대추체신경
타래	편엽
턱끝목뿔근	이설골근
턱밑샘	악하선
토리	사구체(絲球體)
폄근	신근
포식기능	식기능, 탐식기능
피라미드로	추체로
피라미드바깥로, 피라미드바깥길	추체외로
피부밑조직	피하조직
허리신경	요신경
혀밑신경	설하신경
혀인두신경	설인신경
홑극신경세포	단극신경세포
희소돌기아교세포	희돌기교세포, 핍지세포

찾아보기

한글 찾아보기

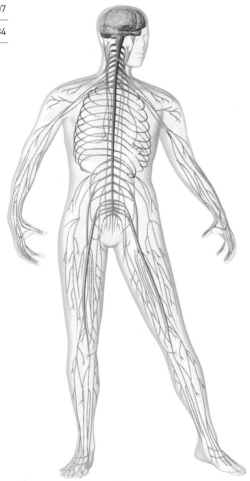

영문 찾아보기

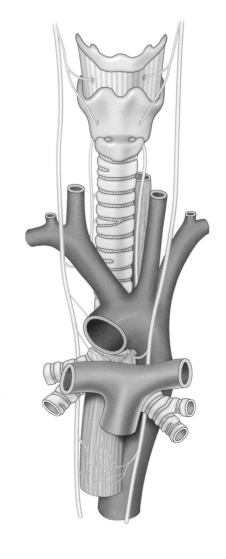

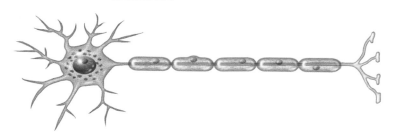

《Clinically oriented anatomy》 by Keith L. Moore (Williams & Wilkins)

《Gray's Anatomy in Relation to Clinical Medicine Third Edition》 by R. Warwick and P. L. Williams (Longman Group Ltd.)

《Neurological Anatomy in Relation to Clinical Medicine Third Edition》 by A. Brodal (Oxford Medicine Publications)

《The Developing Human, Clinically oriented embryology》 by Keith L. Moore (W. B. Sounders Company)

《Williams Textbook of Endocrinology》 by D. Wilson et (W. B. Sounders Company)

《계통간호강좌 해부생리학》, 사카이 다테오 · 오카다 다카오 지음 (이야쿠쇼인)

《그레이 해부학》, 시오타 고우헤이 외 옮김 (엘제비어 재팬)

《기초운동학》, 나카무라 류이치 · 사이토 히로시 · 나가사키 히로시 지음 (이시야쿠슈판)

《네터 해부학 어드레스》, Frank H. Netter 지음, 아이소 사다카즈 번역 (난코도)

《리브만 신경해부학》, S. David Geltz 지음 (Medical Science International)

《스넬 임상신경해부학》, Richard S. Snell 지음 (니시무라쇼텐)

《스넬 임상해부학》, Richard S. Snell 지음 (Medical Science International)

《신경해부학》, 니이미 가헤에 지음 (아사쿠라쇼텐)

《오카지마 해부학》, 미츠이 다다오 외 개정 (교린쇼인)

《의과생리학전망》, William F. Ganong 지음, 오카다 야스노부 외 옮김 (마루젠)

《인체의 정상 구조와 기능》, 사카이 다츠오 · 가와하라 가츠마사 편집 (Japan Medical Journal)

《인체해부학》, 후지타 코타로 지음 (난코도)

《표준생리학》, 혼고 토시노리 · 히로시게 츠토무 · 고요타 준이치 감수 (이야쿠쇼인)

《프로메테우스 해부학 어드레스》, 사카이 다츠오 번역 감수 (이야쿠쇼인)

《하인즈 신경해부학 어드레스》, Duane E. Haines 지음 (Medical Science International)

《해부실습 안내서》, 데테라다 하루미 · 후지타 츠네오 지음 (난코도)

《해부학》, 키시키요시 · 이시즈카 히로시 엮음 (이시야쿠슈판)

《해부학강의》, 이토 다카시 지음 (난잔도)

뇌의 구분(아래는 뇌의 시상단면)

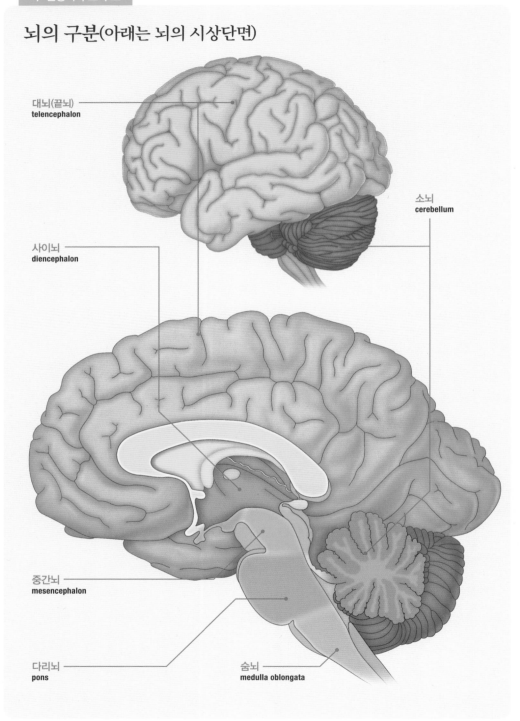

대뇌(끝뇌)
telencephalon

소뇌
cerebellum

사이뇌
diencephalon

중간뇌
mesencephalon

다리뇌
pons

숨뇌
medulla oblongata

척수의 위치와 구성

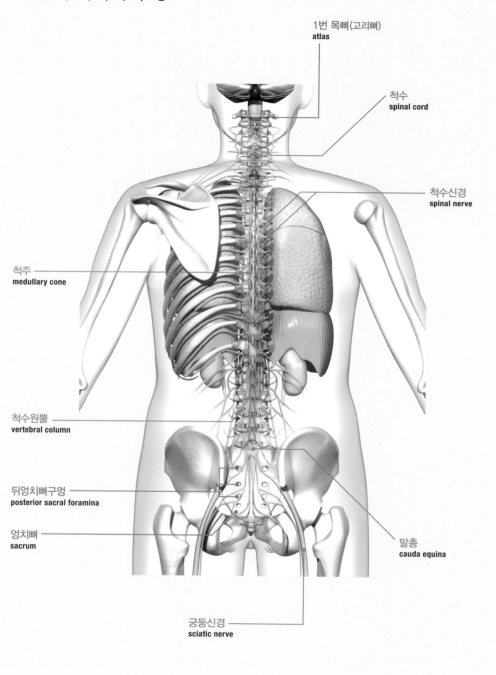

1번 목뼈(고리뼈)
atlas

척수
spinal cord

척수신경
spinal nerve

척주
medullary cone

척수원뿔
vertebral column

뒤엉치뼈구멍
posterior sacral foramina

엉치뼈
sacrum

말총
cauda equina

궁둥신경
sciatic nerve

대뇌의 단면

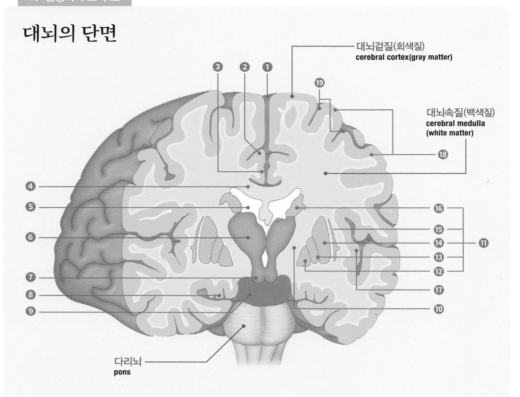

대뇌겉질(회색질)
cerebral cortex(gray matter)

대뇌속질(백색질)
cerebral medulla (white matter)

다리뇌 ——
pons

❶ 대뇌세로틈새
longitudinal cerebral fissure
대뇌반구를 좌우로 나눈다.

❷ 띠고랑
cingulate sulcus

❸ 띠이랑
cingulate gyrus
둘레엽(변연엽)의 하나로 옛
겉질에 속한다.

❹ 뇌들보
corpus callosum
좌우 반구가 서로 대응하는
부분을 연결하는 섬유다발.

❺ 가쪽뇌실
lateral ventricle
대뇌의 뇌실. 전체적으로 낚
싯바늘처럼 휘어져 있다. 안
은 뇌척수액으로 차 있다.

❻ 시상
thalamus
사이뇌의 일부.

❼ 유두체
mammillary body
사이뇌의 일부인 시상하부
에 속하는 구조.

❽ 해마
hippocampus
둘레엽에 속하는 옛겉질.

❾ 대뇌다리
crus cerebri
속섬유막으로 이어지는 중
간뇌의 한 구조.

❿ 속섬유막
internal capsule
대뇌겉질로 올라가는 섬유
와 겉질에서 하위의 뇌 부
위로 내려가는 섬유의 다발.

⓫ 바닥핵
basal ganglia
백색질 속에 드러나 있는 회
색질. 꼬리핵, 조가비핵, 창
백핵, 담장 등이 있다.

⓬ 창백핵(속분절)
globus pallidus(inner segment)

⓭ 창백핵(바깥분절)
globus pallidus(outer segment)

⓮ 조가비핵
putamen

⓯ 담장
claustrum

⓰ 꼬리핵
caudate nucleus

⓱ 뇌섬엽
insula
겉질의 일부로 가쪽고랑 안
쪽에 감춰진 부분.

⓲ 대뇌이랑
gyri of cerebral cortex
대뇌고랑 사이에 있는 겉질
의 융기 부분.

⓳ 대뇌고랑
cerebral sulci
대뇌 표면에 있는 고랑.

몸감각영역의 영역별 신체 부위

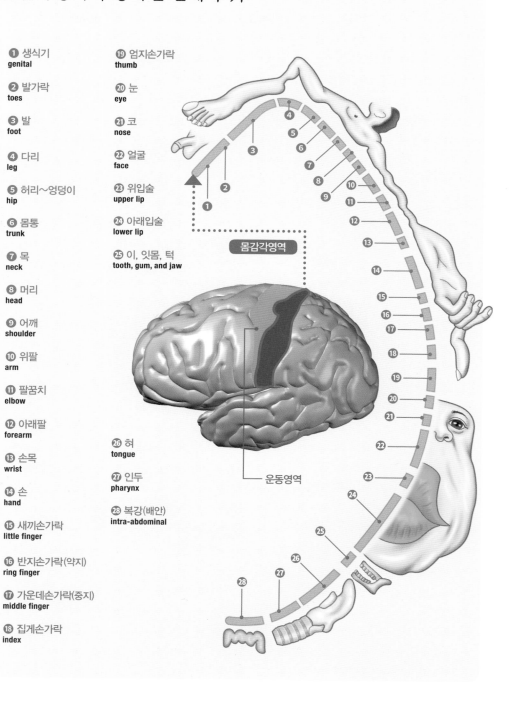

❶ 생식기
genital

❷ 발가락
toes

❸ 발
foot

❹ 다리
leg

❺ 허리~엉덩이
hip

❻ 몸통
trunk

❼ 목
neck

❽ 머리
head

❾ 어깨
shoulder

❿ 위팔
arm

⓫ 팔꿈치
elbow

⓬ 아래팔
forearm

⓭ 손목
wrist

⓮ 손
hand

⓯ 새끼손가락
little finger

⓰ 반지손가락(약지)
ring finger

⓱ 가운데손가락(중지)
middle finger

⓲ 집게손가락
index

⓳ 엄지손가락
thumb

⓴ 눈
eye

㉑ 코
nose

㉒ 얼굴
face

㉓ 위입술
upper lip

㉔ 아래입술
lower lip

㉕ 이, 잇몸, 턱
tooth, gum, and jaw

㉖ 혀
tongue

㉗ 인두
pharynx

㉘ 복강(배안)
intra-abdominal

몸감각영역

운동영역

운동영역의 영역별 신체 부위

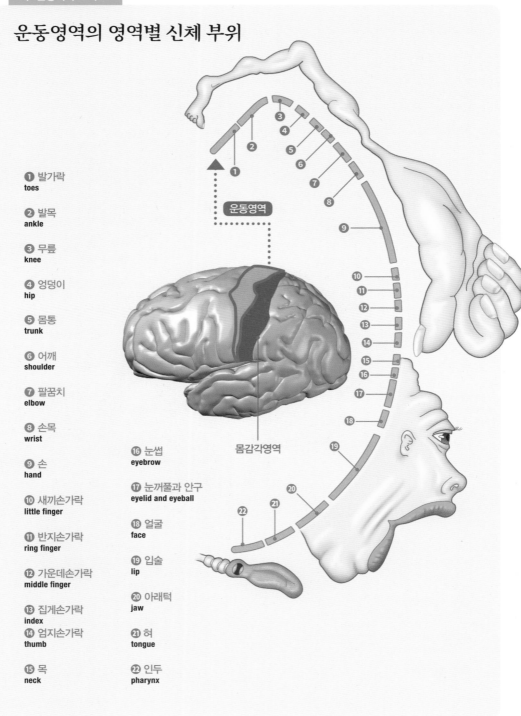

운동영역

몸감각영역

❶ 발가락
toes

❷ 발목
ankle

❸ 무릎
knee

❹ 엉덩이
hip

❺ 몸통
trunk

❻ 어깨
shoulder

❼ 팔꿈치
elbow

❽ 손목
wrist

❾ 손
hand

❿ 새끼손가락
little finger

⓫ 반지손가락
ring finger

⓬ 가운데손가락
middle finger

⓭ 집게손가락
index

⓮ 엄지손가락
thumb

⓯ 목
neck

⓰ 눈썹
eyebrow

⓱ 눈꺼풀과 안구
eyelid and eyeball

⓲ 얼굴
face

⓳ 입술
lip

⓴ 아래턱
jaw

㉑ 혀
tongue

㉒ 인두
pharynx

대뇌겉질의 영역별 기능

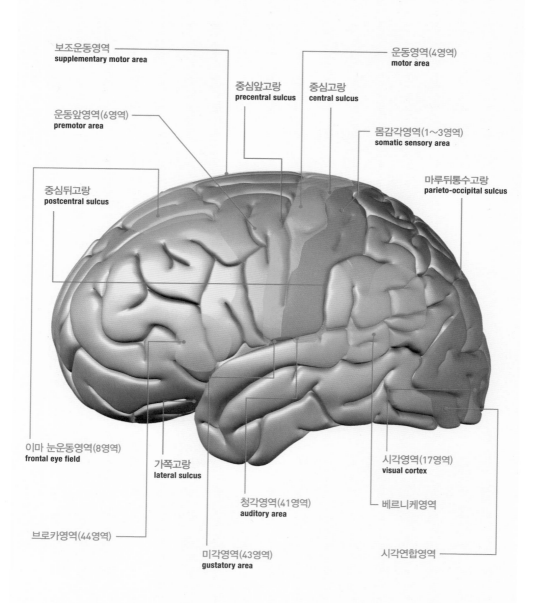

보조운동영역
supplementary motor area

운동영역(4영역)
motor area

중심앞고랑
precentral sulcus

중심고랑
central sulcus

운동앞영역(6영역)
premotor area

몸감각영역(1~3영역)
somatic sensory area

마루뒤통수고랑
parieto-occipital sulcus

중심뒤고랑
postcentral sulcus

이마 눈운동영역(8영역)
frontal eye field

가쪽고랑
lateral sulcus

시각영역(17영역)
visual cortex

베르니케영역

청각영역(41영역)
auditory area

브로카영역(44영역)

미각영역(43영역)
gustatory area

시각연합영역

뇌바닥의 뇌신경 뿌리와 주요 표적

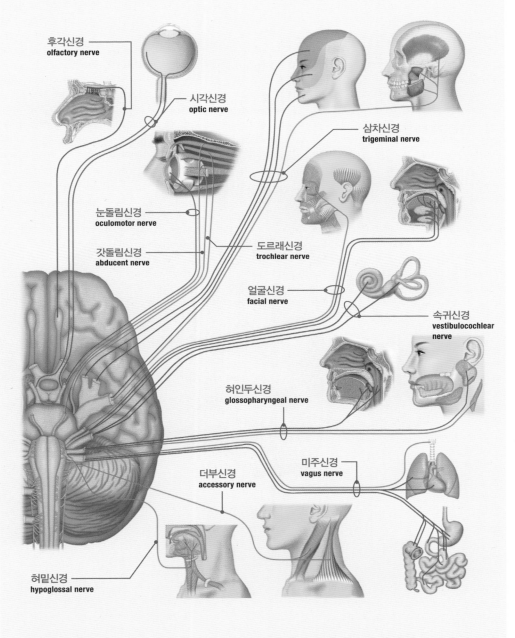

후각신경
olfactory nerve

시각신경
optic nerve

삼차신경
trigeminal nerve

눈돌림신경
oculomotor nerve

갓돌림신경
abducent nerve

도르래신경
trochlear nerve

얼굴신경
facial nerve

속귀신경
vestibulocochlear
nerve

혀인두신경
glossopharyngeal nerve

더부신경
accessory nerve

미주신경
vagus nerve

허밑신경
hypoglossal nerve

(빨간 선은 운동, 파란 선은 감각, 초록 선은 부교감신경섬유를 나타냄)

자율신경계통의 기능

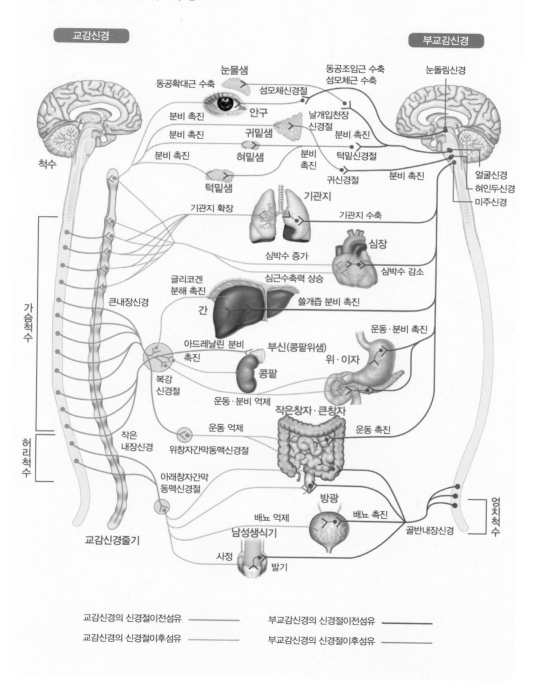

교감신경

부교감신경

눈물샘
동공확대근 수축
동공조임근 수축
섬모체근 수축
눈돌림신경
섬모체신경절
안구
분비 촉진
날개입천장
신경절
분비 촉진
귀밑샘
분비 촉진
분비 촉진
허밑샘
분비
촉진
턱밑신경절
분비 촉진
얼굴신경
턱밑샘
귀신경절
허인두신경
미주신경
척수

기관지
기관지 확장
기관지 수축
심장
심박수 증가
심박수 감소
글리코겐
분해 촉진
심근수축력 상승
간
쓸개즙 분비 촉진
큰내장신경

운동·분비 촉진
부신(콩팥위샘)
아드레날린 분비
촉진
위·이자
복강
신경절
콩팥
운동·분비 억제
작은창자·큰창자
작은
내장신경
운동 억제
운동 촉진
위창자간막동맥신경절

아래창자간막
동맥신경절
방광
배뇨 억제
배뇨 촉진
골반내장신경
남성생식기
엉치척수
교감신경줄기
사정
발기

가슴척수

허리척수

교감신경의 신경절이전섬유 ———
부교감신경의 신경절이전섬유 ———
교감신경의 신경절이후섬유 ·········
부교감신경의 신경절이후섬유 ·········

옮긴이 장은정

한국방송통신대학교 일본학과를 졸업하고 한국외국어대학교 국제지역대학원 일본학과를 수료했다. 현재 번역 에이전시 엔터스코리아 출판기획 및 일본어 전문 번역가로 활동하고 있다. 역서로는《재밌어서 밤새 읽는 수학 이야기 프리미엄 편》《만지면 알 수 있는 복진 입문》《유해물질 의문100》등이 있다.

뇌·신경 구조 교과서
아픈 부위를 해부학적으로 알고 싶을 때 찾아보는 뇌·신경 의학 도감

1판 1쇄 펴낸 날 2020년 1월 7일
1판 4쇄 펴낸 날 2023년 8월 16일

지은이 | 노가미 하루오
옮긴이 | 장은정
감　수 | 이문영

펴낸이 | 박윤태
펴낸곳 | 보누스
등　록 | 2001년 8월 17일 제313-2002-179호
주　소 | 서울시 마포구 동교로12안길 31 보누스 4층
전　화 | 02-333-3114
팩　스 | 02-3143-3254
E-mail | bonus@bonusbook.co.kr

ISBN 978-89-6494-412-7　03510

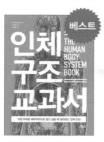

인체 구조 교과서
다케우치 슈지 지음
208면 | 15,800원

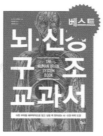

뇌·신경 구조 교과서
노가미 하루오 지음
200면 | 17,800원

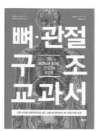

뼈·관절 구조 교과서
마쓰무라 다카히로 지음
204면 | 17,800원

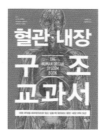

혈관·내장 구조 교과서
노가미 하루오 외 지음
220면 | 17,800원

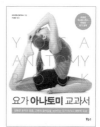

요가 아나토미 교과서
애비게일 엘즈워스 지음
186면 | 19,000원

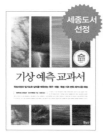

기상 예측 교과서
후루카와 다케히코 외 지음
272면 | 15,800원

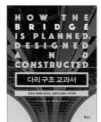

다리 구조 교과서
시오이 유키타케 지음
240면 | 13,800원

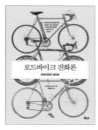

로드바이크 진화론
나카자와 다카시 지음
232면 | 15,800원

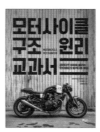

모터바이크 구조 교과서
이치카와 가쓰히코 지음
216면 | 13,800원

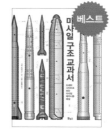

미사일 구조 교과서
가지 도시키 지음
96면 | 12,000원

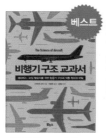

비행기 구조 교과서
나카무라 간지 지음
232면 | 13,800원

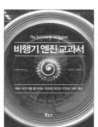

비행기 엔진 교과서
나카무라 간지 지음
232면 | 13,800원

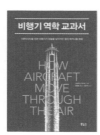

비행기 역학 교과서
고바야시 아키오 지음
256면 | 14,800원

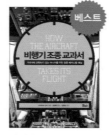

비행기 조종 교과서
나카무라 간지 지음
232면 | 13,800원

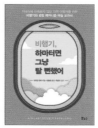

비행기, 하마터면 그냥 탈 뻔했어
아라완 위파 지음
256면 | 13,000원

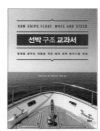

선박 구조 교과서
이케다 요시호 지음
224면 | 14,800원

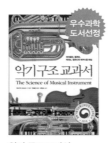

악기 구조 교과서
야나기다 마스조 외 지음
228면 | 15,800원

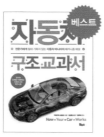

자동차 구조 교과서
아오야마 모토오 지음
224면 | 13,800원

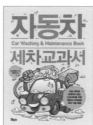

자동차 세차 교과서
성미당출판 지음
150면 | 12,800원

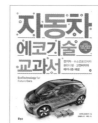

자동차 에코기술 교과서
다카네 히데유키 지음
200면 | 13,800원

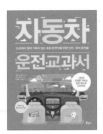

자동차 운전 교과서
가와사키 준코 지음
208면 | 13,800원

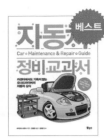

자동차 정비 교과서
와키모리 히로시 지음
216면 | 13,800원

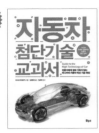

자동차 첨단기술 교과서
다카네 히데유키 지음
208면 | 13,800원

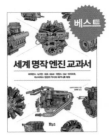

세계 명작 엔진 교과서
스즈키 다카시 지음
304면 | 18,900원

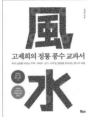

고제희의 정통 풍수 교과서
고제희 지음
416면 | 25,000원

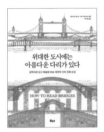

**위대한 도시에는
아름다운 다리가 있다**
에드워드 데니슨 외 지음
264면 | 17,500원

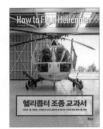

헬리콥터 조종 교과서
스즈키 히데오 지음
204면 | 15,800원

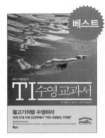

TI 수영 교과서
테리 래플린 지음
208면 | 13,800원

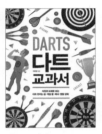

다트 교과서
이다원 지음
140면 | 14,800원

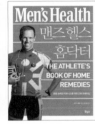

맨즈헬스 홈닥터
조던 D.메츨 지음
408면 | 12,000원

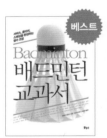

배드민턴 교과서
오호리 히토시 지음
168면 | 12,000원

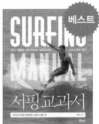

서핑 교과서
이승대 지음
210면 | 14,800원

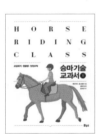

승마 기술 교과서 1, 2, 3
페리 우드 외 지음
각 80면 | 각 11,000원

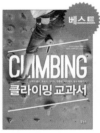

클라이밍 교과서
ROCK & SNOW 편집부 지음
144면 | 13,800원

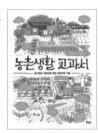

농촌생활 교과서
성미당출판 지음
272면 | 16,800원

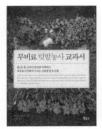

무비료 텃밭농사 교과서
오카모토 요리타카 지음
264면 | 16,800원

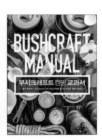

부시크래프트 캠핑 교과서
가와구치 타쿠 지음
264면 | 18,000원

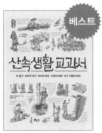

산속생활 교과서
오우치 마사노부 지음
224면 | 15,800원

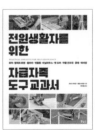

**전원생활자를 위한
자급자족 도구 교과서**
크리스 피터슨·필립 슈미트 지음
236면 | 17,800원

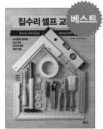

집수리 셀프 교과서
맷 웨버 지음
240면 | 18,000원